ANALYSIS OF MDT CASES
OF PERINATAL MEDICAL
CENTER

围产医学中心
MDT特色病例解析

主编◎叶俊英

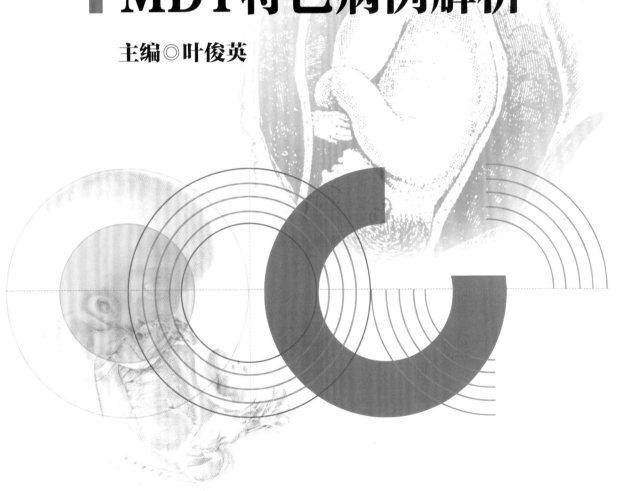

重庆大学出版社

图书在版编目（CIP）数据

围产医学中心MDT特色病例解析/叶俊英主编.--
重庆：重庆大学出版社，2023.8
ISBN 978-7-5689-3916-4

Ⅰ.①围… Ⅱ.①叶… Ⅲ.①围产期－病案 Ⅳ.
① R714.7

中国国家版本馆CIP数据核字（2023）第095504号

围产医学中心 MDT 特色病例解析
WEICHAN YIXUE ZHONGXIN MDT TESE BINGLI JIEXI

主　　编：叶俊英
策划编辑：胡　斌

责任编辑：胡　斌　　版式设计：胡　斌
责任校对：关德强　　责任印制：张　策

＊

重庆大学出版社出版发行
出版人：陈晓阳

社址：重庆市沙坪坝区大学城西路21号
邮编：401331
电话：（023）88617190　88617185（中小学）
传真：（023）88617186　88617166
网址：http://www.cqup.com.cn
邮箱：fxk@cqup.com.cn（营销中心）

全国新华书店经销
重庆长虹印务有限公司印刷

＊

开本：787mm×1092mm　1/16　印张：13　字数：268千
2023年8月第1版　2023年8月第1次印刷
ISBN 978-7-5689-3916-4　定价：98.00元

《围产医学中心 MDT 特色病例解析》
编 委 会

序 言

20 世纪 60 年代，围产医学在产科基础上诞生并在国际上发展成为一门新兴学科，80 年代初，"围产医学"的概念和技术由严仁英教授首次引入中国，并在我国蓬勃迅速地发展。随着我国"三孩生育政策"的全面实施，高龄产妇、高危妊娠数量以及高危新生儿的出生率呈逐年上升趋势，而通过几代围产医学工作者的不懈努力，我国的孕产妇及围产儿死亡率明显下降，妇幼健康核心指标位居全球中高收入国家前列。

围产医学是产科和新生儿科之间的桥梁学科，强调产科和儿科间的密切协作，如何全面提升产儿协同一体化救治能力成为全新挑战。面对挑战，本书编者单位依托中德合作项目，于 2019 年建成实体化围产医学中心，有力推动了围产临床诊疗技术的提升，极大促进了围产医学学科的发展。在借鉴国际先进理念并结合医院实际的基础上，通过在临床实践中发现问题、解决问题、总结分析问题、归纳总结技术方法、再运用于临床诊疗中，为妇女和儿童提供更好的医疗服务。本书就是这一过程的学术结晶和精彩展示。

通过仔细翻阅这本《围产医学中心 MDT 特色病例解析》（以下简称《病例解析》），可以从中看到围产医学中心"产前—产时—产后"一体化全流程管理模式的充分展现，看到多学科讨论的思维碰撞，看到围产医学中心成员进行病例整合时的凝心聚力。《病例解析》的每个病例都是编写组成员在多番论证后严格筛选而出，从疾病概述、诊疗经过、病例总结三个方面呈现了病史、症状、体征、辅助检查、出院诊断等内容。每个病例解析中不仅有文字总结，还有图片展现；不仅有临床技术总结，还有文献理论分析，层层递进，由浅入深，由表及里，体现了整个救治过程的专业化、规范化和人性化。

《病例解析》汇集了编者丰富的实践经验、精湛的诊疗技术和深厚的理论知识，具有较高的临床指导性。希望本书可以为围产医学相关的广大医师们提供临床诊疗和治疗经验，同时也希望能给基层产科或新生儿科医师提供医疗技术借鉴和参考，在处理危、急重症患者时，能从此书中找到适当方案，保障医疗安全。

中华医学会围产医学分会第十届委员会候任主任委员

重庆市妇幼保健院（重庆医科大学附属妇女儿童医院）

目　录

病例 ① 胎儿水肿的一体化全流程管理

» 病例提供者

围产儿外科：陈功立

新 生 儿 科：朱叶芳

【诊疗概述】

胎儿水肿（hydrops fetalis）是一种症状，同时是很多胎儿疾病的终末表现，指胎儿至少一处体腔积液伴皮肤水肿（厚度 >5 mm），或者存在两处或两处以上不同部位体腔液体的异常聚集和组织水肿，如胸腔积液、心包积液、腹腔积液、胎盘水肿等。胎儿水肿可分为两大类，非免疫性胎儿水肿（non-immune hydrops fetalis，NIHF）和免疫性胎儿水肿（immune hydrops fetalis，IHF）。

【诊疗经过】

一、产妇管理

- 孕 30^{+5} 周，当地医院产检发现胎儿水肿。
- 孕 31^{+2} 周，重庆市妇幼保健院就诊，以"胎儿水肿"收入院。
- 病史如表 1.1 所示。

表 1.1　病史检查及产科处理

项目	检查结果	产科处理
NT	正常	
中唐	低风险	
血常规	无地贫 PLT（66~86）× 10^9/L	
甲状腺功能	正常	
血型	A，Rh（D）	
不规则抗体	阴性	
TORCH	阴性	
OGTT	GDMA1	饮食控制，血糖控制可
系统超声	正常	
MCA-PSV	正常	

MDT：
参与科室：围产儿外科、产科、产前诊断中心、超声科、放射科。
讨论水肿原因，评估预后、有无宫内干预指征。制定治疗方案，医患沟通。

- 入院超声和 MRI 提示：大量胸腔积液、腹腔积液、皮肤水肿（图 1.1）。

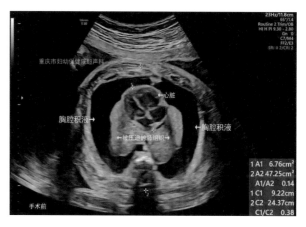

图 1.1　胎儿胸腔积液情况

● 入院诊断:胎儿水肿,胎儿胸腹腔积液,妊娠期糖尿病 A1 型,妊娠期血小板减少症。

● 孕 31^{+3} 周手术:抽取 70 mL 羊水送临床外显 + 地贫基因 +TORCH–DNA 检测,抽取 9 mL 脐血送染色体核型 +TORCH–IgM/IgG+EB 抗体 + 微小病毒 B19+ 有核红细胞 + 血型 + 血常规检测。宫内干预超声如图 1.2 所示。

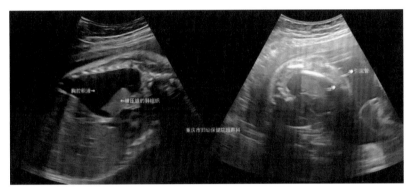

围产儿外科宫内干预。
胸膜腔羊膜腔分流术 + 羊水穿刺术 + 脐血穿刺术。
穿刺标本产前诊断中心送检。

图 1.2　宫内干预超声

● 术后复查超声:胸腔引流管在位,胸腹腔积液明显减少。

● 孕 31^{+5} 周,出院。

● 检测结果:TORCH 示巨细胞病毒抗体阳性,余阴性。血型 AB 型,Rh 阳性,抗心磷脂抗体阴性。直接抗人球蛋白试验阴性。不规则抗体弱阳性。胎儿胸水示羊水颜色透明,有凝块,蛋白李凡他试验阴性,淋巴细胞比 95%。

● 孕 34^{+1} 周,因胎动减少入院。

二、新生儿管理

● 出生后状况:体重 2520 g,羊水 Ⅲ 度,2100 mL,胎盘、脐带正常,无胎膜早破。右侧胸腔抽出黄色清亮胸水 40 mL,左侧胸壁见胎儿期胸腔引流管引流出黄色清亮胸水(图 1.3)。Apgar 评分 5 分—8 分—9 分。

产科急诊剖宫产。
产时胸腔穿刺。
生后立即予气管插管 T
组合呼吸支持。

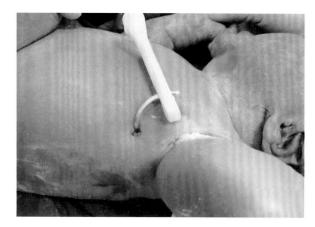

图 1.3　出生后引流管

转 NICU。

诊断：先天性乳糜胸。

● 新生儿科查体：体温 36.5℃，呼吸频率 60 次 / 分，心率 148 次 / 分，体重 2520 g，血压 65/45（50）mmHg，SPO_2 85%，神志嗜睡，唇周发绀，头皮、颈部、四肢、胸壁等全身凹陷性水肿，前囟平软，气促，吸气性三凹征，双肺呼吸音降低、右侧较左侧呼吸音弱，未闻及啰音。心（－）。腹软，腹壁水肿，肠鸣音未闻及，肝脾不大。四肢肌张力低下，肢端暖，CRT 3 秒，股动脉、桡动脉搏动有力，原始反射未引出。

● 辅助检查和实验室检查示脐动脉血气：pH 7.26，LAC 5.7 mmol/L，BE －1.5 mmol/L，HCO_3^- 25.6 mmol/L。胸水常规以淋巴细胞为主，比例 90% 以上。肺动脉压？

● 脐血、羊水结果提示核型正常，未发现明确宫内感染证据。

● 出生后 1 天胸片如图 1.4 所示。

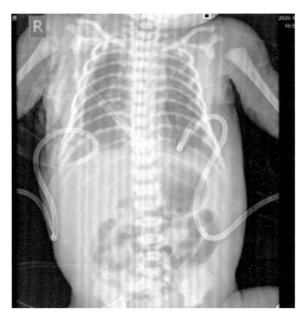

呼吸支持：
HFO 4d iNO+ 西地那非降肺动脉压。
胸腔闭式引流。
循环支持。
营养支持：监测电解质、白蛋白等。每 6 小时评估出量，指导临床补液量，补充微量元素，维持电解质正常。

图 1.4　出生后 1 天胸片

● 术后 2 天超声如图 1.5 所示。

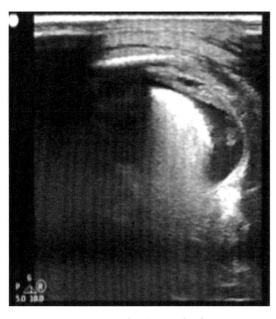

图 1.5　术后 2 天超声

● 出生后 1~7 天胸腔引流液量如图 1.6 所示。

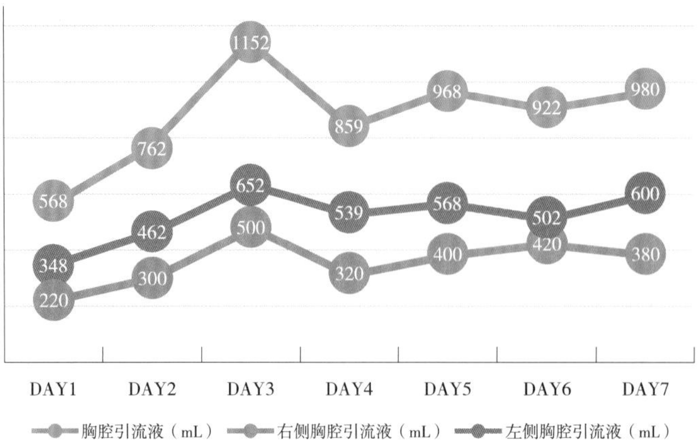

日龄 3 天，开始使用
奥曲肽，剂量 1~10 μg/
（kg·h）。

日龄 5 天，呼吸机模式：
SIMV+PSV。

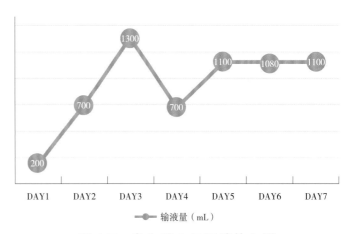

图 1.6　出生后 1~7 天胸腔引流液量

● 出生后 1~7 天液体入量如图 1.7 所示。

日龄 7~9 天，右侧
胸腔阿奇霉素每日给
药 0.625 g+利多卡因
0.05 g。

图 1.7　出生后 1~7 天液体入量

● 出生后 1~7 天白蛋白变化如图 1.8 所示。

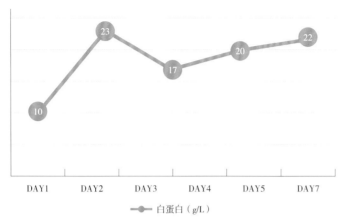

图 1.8　出生后 1~7 天白蛋白变化

日龄 12 天，胸外科、NICU、围产儿外科 MDT。

术后 13 天，左侧胸腔 OK-432 0.1 g+利多卡因 0.05g。

术后 15 天，左侧胸腔 OK-432 0.1 g+利多卡因 0.05g 再次注射。

● 胸腔给药后胸腔引流液变化如图 1.9 所示。

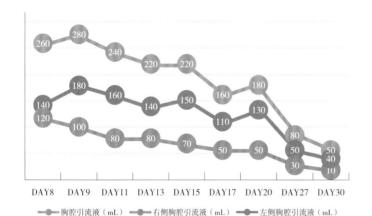

图 1.9　胸腔给药后胸腔引流液变化

液体支持。

纠正低蛋白血症：住院期间共补充白蛋白 205 g，静脉丙种球蛋白 18.75 g。

凝血功能支持：输注新鲜冰冻血浆 535 mL 补充凝血因子。

● 维持体液、水电解质平衡及内环境。引流液 568~1123 mL/d，持续双侧胸腔引流 36 天，胸水总引流量 11748 mL（图 1.10）。

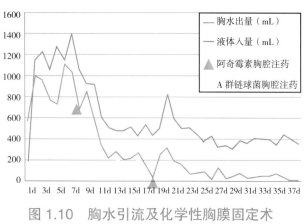

图 1.10　胸水引流及化学性胸膜固定术

● 液体出入量如图 1.11 所示。

日龄 37 天，HHFNC。

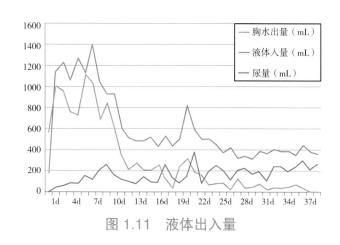

日龄 40 天，箱内吸氧。

图 1.11　液体出入量

日龄 25 天，胸水总量小于 100 mL/d 予高浓度 MCT（98%）奶喂养，微量喂养 9 天。

● 乳糜含大量蛋白，持续引流可导致白蛋白、凝血因子（尤其是纤维蛋白原）、免疫球蛋白大量丢失，需每周监测 1~2 次，及时补充白蛋白、新鲜冰冻血浆、静脉免疫球蛋白。补充目标值白蛋白维持在 2~2.5 g/dL 以上，凝血功能维持在正常上限的 1.5 倍以内，IgG 维持在 500 mg/dL 及以上。白蛋白补充目标值：维持 ALB 在 20~25 g/L 以上。每日白蛋白补充量计算：24 小时胸水量（L）× 胸水中蛋白含量（g/L）。

● 营养支持如图 1.12、图 1.13 所示，奶量如图 1.14 所示，体重变化如图 1.15 所示。

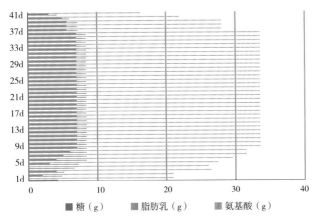

日龄 41 天全肠内营养。肠内营养期间 B 超监测胸腔积液情况。

图 1.12　肠外营养三大营养元素用量

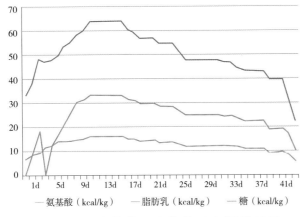

全肠外营养 43 天，补充适宜钙、磷、多种维生素及微量元素。

图 1.13　肠外营养三大营养元素提供能量

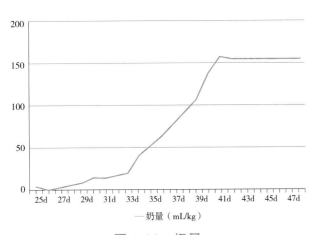

图 1.14　奶量

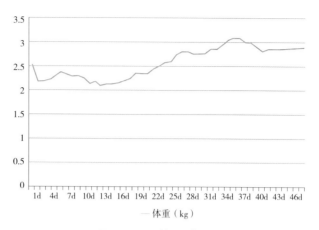

图 1.15 　体重变化

● 疼痛管理：静脉持续泵入枸橼酸芬太尼，根据患儿疼痛评估调节剂量，胸膜腔注药时加用利多卡因。

● 护理支持：有效的管路维护、气道管理、肺部理疗，避免院内感染发生。① UVC 置管 16 天，PICC 置管 29 天，无导管相关性血流感染；②气管插管有创呼吸支持 36 天，无呼吸机相关性肺炎；③胸腔闭式引流 36 天，无皮肤及肺部感染。

● 出院评估：

（1）呼吸系统：呼吸平稳，肺部彩超及胸片正常。

出院评估。

（2）心血管系统：心功能正常。

（3）神经系统：头颅彩超正常，aEEG 及 GMs 正常，临床无神经系统异常表现。

（4）听力：AABR 双耳通过。

（5）眼底：无 ROP。

（6）甲功：正常。

（7）肠内营养：奶量 152 mL/（kg · d）。

（8）体格发育：矫正胎龄 41 周，体重 2890 g（P5~P10）、头围 34.5 cm（P5~P10）、身长 52 cm（P10~P25）。

● 出院诊断：①先天性乳糜胸；②新生儿气胸；③新生儿Ⅱ型呼吸衰竭；④凝血功能异常；⑤血小板减少症；⑥腹腔积液；⑦新生儿低蛋白血症；⑧新生儿胆汁淤积症；⑨新生儿低钠血症、

出院诊断。

低钾血症、低钙血症；⑩新生儿高乳酸血症；⑪ 34^{+1} 周早产儿；⑫房间隔卵圆孔未闭。

● 随访计划：半月后复查血常规、肝功能；1月复查头颅超声及肺部超声；监测生长发育情况；监测喂养情况；半年后复查胸部 CT。

随访计划。

【病例总结】

胎儿水肿只是症状诊断，而其病因非常复杂。病例的核心包含水肿病因的寻找、宫内干预以促进肺发育、分娩产时处理以及新生儿液体循环呼吸支持及胸腔积液的管理。需要超声科、放射科、产前诊断科、产科、NICU及围产儿外科协同处理。

一、病因

此例病例为非免疫性胎儿水肿。Bellini[1]等对2007—2013年发表的文献进行病因统计学分析，结果显示先天性心脏病（20.1%）、淋巴管发育异常（19.8%）、溶血（9.3%）、染色体异常（9%）、病毒感染（7%）、各种综合征（5.5%）、双胎输血综合征（4.1%）、特发性水肿（19.8%）是引起非免疫性儿水肿的常见病因。本病例发现胎儿水肿孕龄较晚，留给临床医生全面评估的时间窗口较短。主要应从遗传学因素、结构发育异常、母体因素等多方面进行全面评估。通过详细的病史回顾、影像学检查以及穿刺样本检验证实本病例为先天性乳糜胸导致的胎儿水肿。该病在胎儿期的发生率约为1/5000~1/4000，主要由淋巴管发育异常导致胸导管或胸腔淋巴管完整性欠缺使淋巴液漏入胸腔所致，严重可导致胎死宫内，妊娠失败率为30%~40%，孕晚期出现的预后优于孕中期和孕早期。出生后可导致新生儿乳糜胸，该病在出生婴儿中的发病率为1/10000，在NICU中的发病率为1/2000，会引起严重的呼吸、营养、免疫障碍，病死率为20%~50%[2]。临床上胎儿单侧或双侧胸腔积液即可高度怀疑乳糜胸。如胸腔穿刺液特点为淋巴细胞>80%，或甘油三酯水平>1.3 mmol/L，则可确诊先天性乳糜胸[3]。

二、宫内干预

先天性乳糜胸宫内早期诊断并进行胸腔羊膜腔分流术治疗，有利于胎儿发育和减少并发症发生，进行宫内干预以后，胎儿预后明显好转[4-6]。胎儿双侧胸腔大量积液，胎儿体位决定了手术难度。在手术过程中需要胎儿活动至合适的体位后快速胎儿麻醉，并在超声精准定位下实施胸腔羊膜腔分流。并留置足够的样本进行遗传学、细胞学检查。

三、分娩

评估分娩条件及方式，评估是否需要产时手术（EXIT）。组建复苏团队，分娩后及时气管插管呼吸支持及胸腔穿刺引流促进肺复张，避免新生儿窒息发生。90%以上的乳糜胸患儿在出生后都需要呼吸机辅助通气[7]。此病例患儿双侧胸腔大量积液，但是只成功实施了一侧胸腔羊膜腔分流，另一侧的胎肺仍然压迫明显，所以分娩后需要快速实施一侧的胸腔穿刺引流。

四、新生儿管理

本病例最终诊断为先天性乳糜胸，其病理生理为淋巴管的发育异常。出生后在短时间内无法快速根治病因，所以大量漏液所致的一系列病理生理变化让新生儿的管理成为挑战。呼吸支持、胸腔积液引流以及营养支持是新生儿科的核心所在。

4.1 呼吸支持

乳糜胸患儿出生时往往伴有严重窒息，胸腔积液导致肺不张。在窒息复苏过程中需要进行呼吸支持。本病例在分娩前组建复苏团队，制定呼吸支持方案，避免了重度窒息发生。出生后立即气管插管、T组合正压通气，同时胸腔穿刺引流，Apgar评分5分—8分—9分，Shuttle转运呼吸机院内转运入NICU，有创呼吸支持36天，维持良好的通换气功能，氧疗时间共45天，监测心功能，及时应用iNO、西地那非降低肺动脉高压，改善新生儿持续性肺动脉高压（persistent pulmonary hypertension of newborn，PPHN）。

4.2 胸水引流及控制

大量胸腔积液患儿应在B超引导下行持续胸腔闭式引流，并根据积液部位改变及时调整引流管位置。持续引流会引起水、电解质、蛋白及免疫系统细胞丢失，应定期评估体重、电解质、白蛋白及凝血功能，指导补液量及液体成分，及时补充白蛋白、新鲜冰冻血浆、静脉免疫球蛋白。补充白蛋白，其目标值维持在20~25 g/L以上，凝血功能维持在正常上限的1.5倍以内，IgG维持在500 mg/dL及以上。胸腔闭式引流 > 2周或胸腔积液引流量 > 50 mL/（kg·d）时，可行化学性胸膜固定术。阿奇霉素和A群链球菌均有效[8-9]，但需进一步收集临床资料比较二者疗效。静脉使用奥曲肽[10]可抑制胃、肠及胰腺的分泌从而减少肠的吸收和淋巴的产生和回流，进而减少胸水的产生。同时也有文献报道外科手术方案，如胸导管结扎术等，但仍有较高的并发症风险，争议较大。

4.3 营养支持治疗

乳糜液的主要成分是载脂蛋白和甘油三酯，而甘油三酯是在肠上皮细胞内质网由甘油与长链脂肪酸合成，保守治疗的重要措施就是要减少或禁止长链脂肪酸的摄入。对于重症患儿一般采取禁食、全肠外营养以减少乳糜液的产生。长期的静脉营养，导致合并静脉营养相关性胆汁淤积症，需定期监测肝功能。在乳糜液漏出小于100 mL/d时，给予低脂、高蛋白、高热卡的富含中链甘油三酯（medium-chain triglyceride，MCT）配方奶喂养并向全量喂养过渡。

五、总结

胎儿水肿是一种症状，同时是很多胎儿疾病的终末表现。分为免疫性胎儿水肿和非免疫性胎儿水肿。临床上以非免疫性胎儿水肿较为常见。NIHF 病因复杂，需要制定个体化临床诊断及治疗流程。在诊断及治疗过程中涉及母体、胎儿、新生儿个体，科室涉及产科、超声科、放射科、产前诊断科、新生儿科、围产儿外科、手术麻醉科等多个临床科室，本病例从孕期诊断、宫内干预、分娩策略、新生儿管理等方面形成了一个全流程契合的多学科处置方案。

参考文献

[1] Bellini C, Donarini G, Paladini D, et al. Etiology of non-immune hydrops fetalis: An update[J]. Am J Med Genet A, 2015, 167A(5): 1082-1088.

[2] Carey B E. Neonatal chylothorax[J]. Neonatal Netw, 2001, 20(2): 53-55.

[3] Al-Tawil K, Ahmed G, Al-Hathal M, et al. Cogenital chylothorax[J]. Amer J Perinatol, 2000, 17(3):121-126.

[4] Qureshi A I, Kohl T. Cerebral venous engorgement in hydrops fetalis[J]. J Vasc Interv Neurol, 2016, 9(1): 66-67.

[5] Lee C J, Tsao P N, Chen C Y, et al. Prenatal therapy improves the survival of premature infants with congenital chylothorax[J]. Pediatr Neonatol, 2016, 57(2): 127-132.

[6] Petersen S, Kaur R, Thomas J T, et al. The outcome of isolated primary fetal hydrothorax: a 10-year review from a tertiary center[J]. Fetal Diagn Ther, 2013, 34(2): 69-76.

[7] Bialkowski A, Poets C F, Franz A R. Congenital chylothorax: a prospective nationwide epidemiological study in Germany[J]. Arch Dis Child Fetal Neonatal Ed, 2015, 100(2): F169-F172.

[8] 唐本玉，朱顺叶，钟晓冰，等 . 新生儿乳糜胸二例 [J]. 新医学，2014, 46(10): 695-698.

[9] 林辉斌，苏伟强，陈虹，等 . 细导管引流及注入沙培林治疗恶性胸腔积液的疗效 [J]. 广东医学 , 2005, 26(5): 634-635.

[10] Rocha G, Coelho T H, Pinto J C, et al. Octreotide for conservative management of post-operative chylothorax in the neonate[J]. Acta Med Port, 2007, 20(5): 467-470.

病例 ②

子宫颈机能不全及超早产儿的一体化全流程管理

» 病例提供者

产　　科：王晓燕
新生儿科：刘秋彤

【诊疗概述】

　　子宫颈机能不全（cervical insufficiency，CI）又称子宫颈内口闭锁不全、子宫颈口松弛症、子宫颈功能不全，是指因子宫颈解剖结构或功能异常引起的妊娠中、晚期无痛性子宫颈扩张。子宫颈机能不全是引起孕中期流产及早产的常见原因，发生率为 0.1%~1.0%。重庆市妇幼保健院（以下简称"我院"）自 2015 年开展经阴道子宫颈环扎术，积累了丰富的经验，病史指征子宫颈环扎术的新生儿存活率高达 92.3%，而超声指征子宫颈环扎术和紧急子宫颈环扎术的新生儿存活率也达到 69.2% 和 62.4%[1]。

　　超早产儿（extremely premature infant，EPI）是指出生胎龄 < 28 周的早产儿，发生率约占早产儿的 0.6%[2]，约占新生儿的 1%。我国超早产儿的存活率随地域差异有所不同，发达地区可以达到 78.6%，而西部地区仅为 31.1%[3-4]。我院超早产儿存活率为 80%，其中 ≥ 27 周的超早产儿存活率高达 90%，这与产前、产时、产后一体化管理密不可分。

【诊疗经过】

一、产前管理

● 基本情况：孕妇系藏族女性，居住地为西藏昌都市，30岁，既往孕2产1，2016年因胎儿窘迫中转手术娩出一活男婴，现体健。2018年稽留流产1次，行清宫术。

● 孕 22^{+3} 周，西藏昌都市当地医院彩超发现宫颈内口开放，羊膜U型疝入宫颈，羊膜囊接近阴道，宫颈内口宽约2.2 cm，无宫颈管长度。

● 孕 22^{+5} 周由昌都市当地医院转诊至我院，以"妊娠合并宫颈功能不全"收入院。

● 病史如表2.1所示。

> 产前管理：
> 宫内转运 MDT。

表 2.1　病史检查及产科处理

项目	检查结果	产科处理
NT	正常	
无创 DNA 及唐筛	未行检查	
血常规	WBC 12×10^9/L，N 79.4%，L 14.8%	头孢呋辛静滴预防感染
系统彩超	未行检查	
阴道分泌物培养	阴性	

● 入院查体：无闭合宫颈管，宫口开大2 cm，见羊膜囊外凸，未见阴道流液（图2.1）。

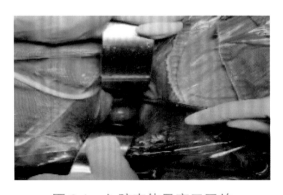

图 2.1　入院查体见宫口开放

● 超声：宫颈内口开放呈柱状，宽约 2.6 cm，深约 3.6 cm（图 2.2 ）。

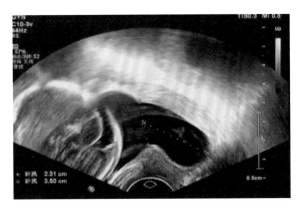

图 2.2　入院阴道彩超

● 入院诊断：①妊娠合并子宫颈机能不全；②妊娠 22^{+5} 周孕 3 产 1，先兆流产；③妊娠合并子宫瘢痕。

● 住院予以地塞米松促胎肺成熟 6 mg q12h × 2 天、硫酸镁胎儿脑保护、肌注黄体酮针、口服屈孕酮保胎等对症治疗。

● 孕 22^{+6} 周行经阴道紧急子宫颈环扎术（图 2.3）。

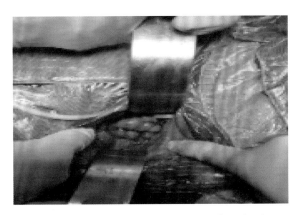

图 2.3　术后宫颈长 1.5 cm，宫口闭合

行经阴道紧急子宫颈环扎术。

● 术后予利托君抑制宫缩、肌注黄体酮针、口服屈孕酮保胎、头孢呋辛静滴预防感染对症治疗。

● 术后复查阴道彩超：闭合段宫颈管长约 1.4 cm。

● 孕 23^{+3} 周，出院。

● 孕 25^{+1} 周，阴道流液 2 小时再次入院，入院检查如表 2.2 所示。

表 2.2　孕 25^{+1} 周入院检查

项目	检查结果	产科处理
血常规	WBC 15.1 × 10^9/L，N 89%，CRP 54.4 mg/L	头孢唑啉钠抗感染
阴道分泌物培养	肺炎克雷伯菌肺炎亚种	头孢唑啉钠抗感染
GBS–DNA	阴性	
床旁超声	羊水指示 11 cm，先露臀	

MDT：产科、新生儿科、手术麻醉科。

- 入院诊断：①未足月胎膜早破；②子宫颈机能不全；③子宫颈环扎术后（两圈）；④妊娠合并子宫瘢痕；⑤妊娠 25^{+1} 周孕 3 产 1，先兆流产。

- 处理：地塞米松促胎肺成熟 6 mg q12h × 2 天，硫酸镁胎儿脑保护，头孢唑啉钠抗感染，观察胎心、体温、羊水情况。

行急诊剖宫产术。

- 孕 25^{+4} 周彩超提示无羊水，双足及脐带先露。行紧急经腹子宫下段剖宫产术 + 子宫颈环扎线拆除术。

- 出生后状况：体重 860 g，羊水 0 度，50 mL，胎盘、脐带正常。Apgar 评分 5 分—5 分—9 分。

二、产时管理
- 产房复苏室准备物品及复苏设备准备（图 2.4）。

产时集束化管理：
复苏准备。
体温控制。
持续气道正压。
胎盘宫外输血。
产房内 PS 应用。
Shuttle 院内转运。

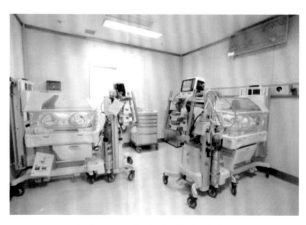

图 2.4　产房复苏室准备

● 胎儿娩出后立即在手术台上予双鼻塞 CPAP（FiO$_2$ 30%，PEEP 8 cmH$_2$O）。

● 胎儿娩出后 20 秒胎盘娩出，将胎儿、胎盘从产房手术室抱到复苏室，予双鼻塞 CPAP（FiO$_2$ 30%，PEEP 8~10 cmH$_2$O），宫外胎盘输血持续 5 分钟（图 2.5，图 2.6）。

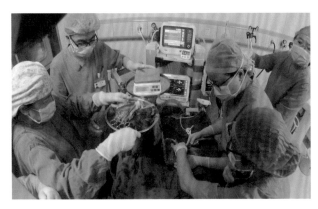

图 2.5　宫外胎盘输血

双鼻塞 CPAP 辅助通气。
宫外胎盘输血。

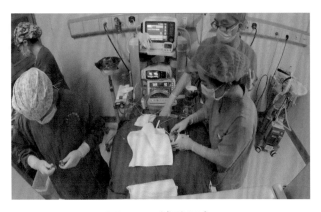

图 2.6　辅助通气

● 3 分钟予鼻咽管 CPAP（FiO$_2$ 50%，PEEP 8~10 cmH$_2$O）、生后 5 分钟心率仍小于 100 次 / 分，自主呼吸微弱，予气管插管接有创呼吸机（FiO$_2$ 60%，PIP/PEEP 18/8 cmH$_2$O，呼吸频率 45 次 / 分）。

● 生后 8 分钟予以 PS 120 mg 气管内给药。

● Shuttle 转运呼吸机 PTV 模式（FiO$_2$ 35%，PIP/PEEP 17/8 cmH$_2$O，呼吸频率 45 次 / 分）转入 NICU（图 2.7）。

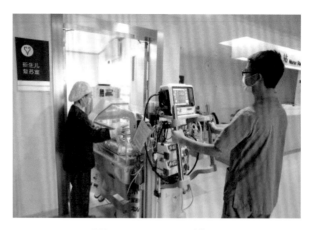

图 2.7 Shuttle 转运

Shuttle 一体化院内转运。

三、NICU 管理

● 病史特点：男，胎龄 25^{+4} 周，出生体重 830 g，因"早产复苏后伴自主呼吸弱 21 分钟"入院；剖宫产出生；羊水 0 度、50 mL；胎膜早破 82 小时 55 分钟；胎盘大小：13 cm×15 cm×2 cm，重 345 g；脐带 35 cm，无脐带扭转。孕母情况：孕 3 产 2，流产 1 次；无发热病史；胎心监测正常；产前用药：5.31—6.2 促胎肺成熟治疗（地塞米松），6 mg bid×2 天，25% 硫酸镁 20 mL，五水头孢唑啉；阴道分泌物培养示肺炎克雷伯菌 (+)。新生儿体格检查：体温 37℃，呼吸频率 50~60 次/分，SPO$_2$ 91%（呼吸机应用下），心率 165 次/分，双肺呼吸音稍低，心腹查体无异常，四肢肌张力低，CRT < 3 秒。

● 呼吸支持：产房内 PS 应用，生后早期提供合适的 PIP 及 PEEP 压力，保持肺泡扩张，防止机械性肺损伤；生后联合咖啡因兴奋呼吸中枢，为撤机创造条件；及时更换无创呼吸支持，早期布地奈德雾化预防 BPD；日龄 19 天肺不张予以氨溴索雾化、拍背吸痰等肺部理疗等对症治疗。患儿咽拭子 UU 阳性，阿奇霉素口服预防感染。后期病情相对稳定后其母亲进行家庭参与袋鼠式护理促进肺部发育。具体呼吸支持模式如图 2.8 所示，肺部影像学检查如图 2.9 所示。

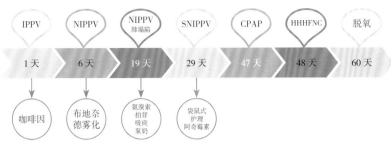

图 2.8　住院期间呼吸支持模式及临床治疗

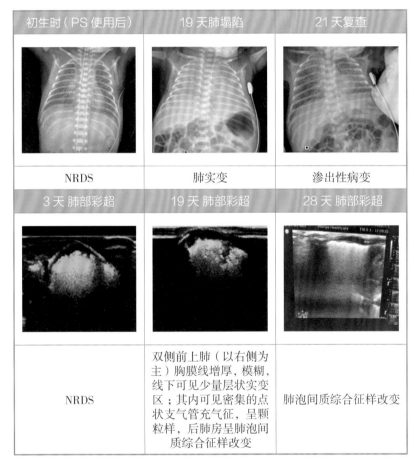

图 2.9　不同时期肺部影像学检查

● 循环系统管理：生后血压循环监测正常，生后心脏彩超示心功能及肺动脉压无异常。日龄 10 天评估动脉导管未闭（PDA）2.2 mm，左向右分流，LA/AO 7/5=1.4；患儿仍需无创辅助通气，予以布洛芬 1 疗程口服关闭 PDA，如表 2.3 所示。

表 2.3　心脏彩超

日龄	心脏彩超	处理
10 天	1. 动脉导管未闭 2.2 mm； 2. 房间隔卵圆孔未闭 2.1 mm； 3. 三尖瓣反流（轻度）； 4. 肺动脉高压（34 mmHg）	布洛芬一个疗程：10 mg/kg， 5 mg/kg，5 mg/kg
13 天	1. 房间隔卵圆孔未闭 2.2 mm； 2. 三尖瓣反流（轻度）	动脉导管已闭合

● 感染管理：患儿母亲阴道分泌物培养示肺炎克雷伯菌阳性，经验性使用青霉素联合头孢他啶抗感染治疗 4 天，日龄 19 天呼吸困难加重，影像学检查提示肺部实变，炎症指标无异常，未加用抗生素，如表 2.4 所示。

表 2.4　炎症指标及抗生素应用

日龄 (d)	WBC (×10⁹/L)	N (%)	L (%)	PLT (×10⁹/L)	Hb (g/L)	CRP (mg/L)	PCT (ng/mL)	抗生素
1	29.4	87.9	6.5	318	187	2.52	—	青霉素 + 头孢他啶
3	18.5	77.1	13.8	233	166	<1.67	3.11	青霉素 + 头孢他啶
5	15.7	71.3	15.6	166	167	<1.67	0.5	停用抗生素
19	9.6	45.3	30.8	455	132	<1.67	0.4	

● 营养支持：①肠内营养：产前会诊即对母亲进行母乳喂养宣教。生后 4 小时捐赠母乳开奶、微量喂养 3 天；日龄 8 天添加母乳强化剂，日龄 10~12 天布洛芬关闭 PDA 期间，暂停加奶，避免胃肠道副作用。日龄 17 天母乳人巨细胞病毒 DNA 1.5×10^5 copies/mL，予以母乳巴氏消毒后喂养。②肠外营养：生后 4 小时予以 UVC 置管，维持足够蛋白质、多种油脂肪乳提供每日所需热卡，日龄 2 天开始添加微量元素、水溶 / 脂溶性维生素等；日龄 3 天开始每日 4~6 mg/kg 的钙补充及 2 mg/kg 磷补充，日龄 9 天开始补充维生素 AD，预防骨代谢性疾病；部分肠内营养期间营养热卡提供如图 2.10。

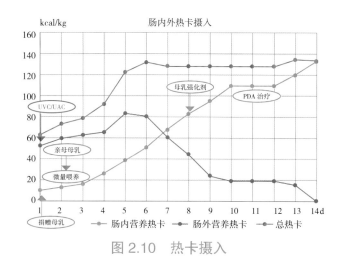

图 2.10　热卡摄入

● 水电解质管理：早期保持暖箱湿度 80%，减少不显性失水；早期因考虑存在 RDS 及 PDA，适当限制液体量；根据血压、尿量情况逐渐增加液体总量；随着肠内营养逐渐增多，减少肠外营养液量，如图 2.11。

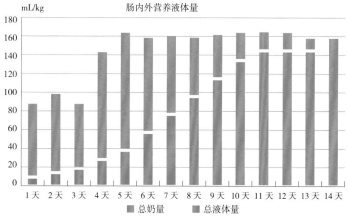

图 2.11　部分肠外营养期间液体量

● 神经系统管理：定期头颅超声检查（图 2.12）及矫正胎龄 35⁺¹ 周颅脑 MRI（图 2.13），未出现早产儿脑室周围－脑室内出血、PVL 等；矫正胎龄 35⁺² 周时 GMs 正常；aEEG 与胎龄相符（图 2.14）；2 月龄 AABR 结果双侧未通过；3 月龄复查 AABR 结果左耳未通过，右耳通过。半岁时出院后回访 AABR 双耳通过。

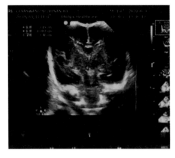

图 2.12　头颅彩超

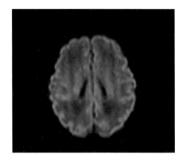

图 2.13　头颅 MRI

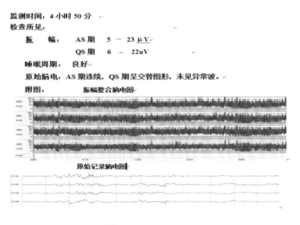

图 2.14　aEEG

●早产儿视网膜病变管理：定期进行眼底筛查；首次筛查于生后 5 周，定期复查至矫正胎龄 36^{+3} 周，提示双眼早产儿视网膜病变 2 区 3 期，达 ROP 治疗指征，行双眼玻璃体腔注药术。眼底检查及处理如表 2.5 所示。

表 2.5　眼底筛查及处理

日龄（d）	眼底结果	处理
36	双眼视网膜未血管化（+++）	定期复查
50	双眼 ROP 2 区 1 期	定期复查
57	双眼 ROP 2 区 2 期	定期复查
64	双眼 ROP 2 区 2 期，双眼视网膜出血	定期复查
71	双眼 ROP 2 区 2 期，左眼视网膜出血	定期复查
76	双眼 ROP 2 区 3 期	双眼玻璃体腔注药术
84	双眼 ROP 2 区 3 期	出院后定期复查
半岁（出院后回访）	双眼无 ROP	定期眼保健

● 甲状腺功能监测：日龄 21 天开始定期监测甲状腺功能，据甲功结果和体格发育情况，使用优甲乐治疗甲状腺功能减退。甲功情况及优甲乐用量如表 2.6 所示。

表 2.6　甲状腺功能及处理

日龄	T3（pmol/L）	T4（pmol/L）	TSH（mIU/L）	优甲乐（μg/kg）
21 天	1.9	5.96	22.95	10
31 天	<1.54	9.6	0.35	16
51 天	4.08	16.84	1.05	维持
2 月 7 天	3.09	10.68	0.71	10 μg、5 μg 交替服用
2 月 22 天	4.28	11.59	0.42	5
出院时	3.18	13.94	0.49	维持

● 生长发育管理:定期监测体重、身长、头围，分析体格指标，住院期间仍存在宫外生长迟缓。体格发育情况如图 2.15 所示。

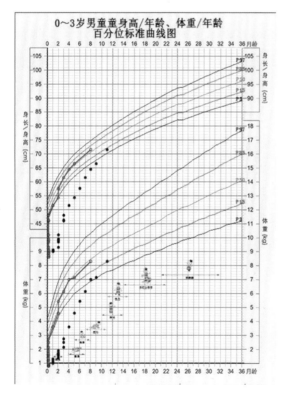

图 2.15　身长、体重、头围百分位标准曲线图

● 家庭式护理：患儿日龄 29 天入住家庭病房进行袋鼠式护理（图 2.16），促进脱氧、促进肺部及神经系统发育，增加亲子感情，有利于出院后家庭护理。

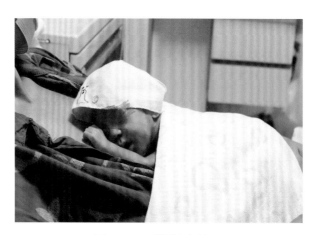

图 2.16　袋鼠式护理

● 出院诊断：① NRDS（Ⅱ 型）；②呼吸衰竭（Ⅰ 型）；③极不成熟儿（25^{+4} 周）；④ ELBW；⑤双侧睾丸下降不全；⑥应激性高血糖；⑦低蛋白血症；⑧低钙血症；⑨ PDA（已闭合）；⑩ PFO；⑪高胆红素血症；⑫低钠血症；⑬低钾血症；⑭贫血；⑮甲状腺功能减低；⑯ BPD（轻度）；⑰ EUGR；⑱胆汁淤积；⑲ ROP（ROP 2 区 3 期）。

● 出院后随访：出院后定期新生儿门诊随访，进行系统性随访管理，营养指导及对各方面指标复查，完善神经系统评估及早期家庭干预。

【病例总结】

一、子宫颈机能不全

据统计，子宫颈机能不全患者早产率比非子宫颈机能不全者高 3.3 倍，占全部早产的 8%~9%，占自发性早产的 40%~50%[5]。重视子宫颈机能不全的防治对于预防早产具有重要意义。对于子宫颈机能不全患者的诊断及早产儿的救治涉及超声科、产科、新生儿科、麻醉科等。

1.1 病因

目前对子宫颈机能不全的病因及病理生理仍缺乏全面认识。分娩、引产造成的子宫颈裂伤，宫颈锥切术、宫颈环形电切除术（LEEP）、激光消融或透热疗法等破坏性手术导致的子宫颈括约肌功能的完整性受损为子宫颈机能不全的高危因素，其他高危因素还包括子宫畸形、宫腔粘连、先天性苗勒管发育不全、子宫颈胶原与弹力蛋白缺乏以及宫内己烯雌酚暴露等[6]。但是这些高危因素与子宫颈机能不全并非特异性相关，因此也不能作为子宫颈环扎术的手术指征。

1.2 诊治

目前对于子宫颈机能不全缺乏客观和明确的诊断标准，临床上主要基于病史、超声提示孕中期子宫颈缩短和典型临床表现（孕中晚期无痛性子宫颈缩短或扩张）进行诊断。对于子宫颈机能不全的非手术治疗方法包括限制活动、卧床休息、骨盆支持器等，但在治疗子宫颈机能不全方面的有效性均未得到证实，因而并不推荐选择应用[7-8]。另一种非手术治疗方法是阴道子宫托[9]，但是由于缺乏高质量的随机对照试验，尚需进一步研究证实其疗效。子宫颈环扎术是目前治疗子宫颈机能不全的唯一有效术式，按手术时机可分为病史指征子宫颈环扎术、超声指征子宫颈环扎术和紧急子宫颈环扎术。病史指征子宫颈环扎术针对无症状的女性，以病史为指征的子宫颈环扎术作为预防措施，通常在孕 11~14 周实施。超声指征子宫颈环扎术是指孕 14~24 周通过阴道超声检查评估子宫颈长度，以超声检查子宫颈管缩短为指征的治疗措施。紧急子宫颈环扎术（也称体格检查指征子宫颈环扎术）是指通过超声检查或体检发现子宫颈扩张或羊膜囊突出所采取的挽救措施，通常在孕 28 周前实施。

本病例患者来院就诊时妊娠 22^{+5} 周，查体示未见闭合宫颈管，宫口开大 2 cm，进行的术式是紧急子宫颈环扎术，采取的是双重环扎。目前针对双重环扎是否优于单重环扎的循证医学数据有限，仍需 RCT 进一步评估，因此由手术医师决定单重环扎或双重环扎都是合理的[10]。2022 年 2 月英国皇家妇产科医师学院（Royal College of Obstetricians and Gynaecologists, RCOG）发布了《RCOG 绿顶指南 No.75 子宫颈环扎术》指出，与期待治疗或卧床休息相比，针对合适的病例采取紧急子宫颈环扎术可使分娩延迟约34天，并可能降低孕34周前的早产率[6]。本病例分娩延迟时间是20天，妊娠25^{+1}周出现阴道流液，未足月胎膜早破，给予地塞米松促胎肺成熟和硫酸镁胎儿脑神经保护，期间间断阴道流液，在妊娠25^{+4}周彩超提示无羊水，行紧急经腹子宫下段剖宫产术 + 子宫颈环扎线拆除术。虽然研究指出子宫颈扩张 > 4 cm 或羊膜囊突出是环扎术失败的重要预测因素，但不确定是否与疾病进展的潜在过程有关。因此，临床工作中应充分考虑紧急子宫颈环扎术的风险和获益，即使子宫颈扩张 > 4 cm 或羊膜囊突出，排除宫缩及羊膜腔内感染，也可以制定个体化的治疗方案[11-13]。另外术前的充分评估及术前准备至关重要，包括患者经过临床仔细检查排除了产兆、羊膜腔内感染或胎盘早剥等情况，手术医师技术扎实可行，详尽充分的医患沟通使孕产妇及家属知晓手术相关风险及围生儿病患方面的费用及风险。

1.3 手术路径及方式

病史指征子宫颈环扎术的路径可经阴道或经腹施行。紧急子宫颈环扎术是经阴道环扎，两种主要术式为 McDonald 术式和 Shirodkar 术式。本病例采用的是 McDonald 术式，因为该术式无须上推膀胱，经阴道荷包缝合环扎缝线或环扎带于子宫颈内口水平处，故操作较简便；但 Shirodkar 术式具有环扎位置更高的优势，需上推膀胱，经阴道荷包缝合环扎缝线或环扎带于主韧带水平之上。目前，尚无证据显示这两种术式孰优孰劣，大多依据手术操作者的操作习惯及熟练度选择。

1.4 围手术期管理

目前，缺乏可靠证据支持在围手术期常规应用宫缩抑制剂、皮质醇激素及抗生素。术后孕激素补充治疗的必要性也存在争议[14]。仅一项非随机对照研究提示孕激素预防早产可能有效，而同期的对照研究则证实孕激素治疗可能缩短住院时间，但对流产及早产率的降低并无改善[8, 15]。本病例系紧急子宫颈环扎，围手术期使用宫缩抑制剂、孕激素及抗生素可增加手术成功率。

1.5 分娩

子宫颈环扎缝线拆除通常在妊娠36~38周进行，根据患者的实际情况选择分娩方式，子宫颈环扎术并不应作为剖宫产的手术指征。如出现未足月胎膜早破、早产临产、难免流产等情况时，需根据孕周、胎方位、胎儿宫内情况、家庭因素、医院新生儿救治能力等选择分娩时机及方式，评估是否需要宫内转运。剖宫产为救治超早产儿（24~28周）提供更有利的条件，不过术前需进行充分的评估和医患沟通。组建复苏团队，分娩后及时气管插管呼吸支持，避免新生儿窒息发生。基于保留环扎缝线延长孕周与增加母体及胎儿感染风险的平衡，未足月胎膜早破后子宫颈环扎缝线的处理是存在争议的[16-18]。对于妊娠24~34周的未足月胎膜早破，保留环扎缝线可能是有益的，如果没有感染或早产的迹象，可以考虑延迟 48 小时拆除环扎缝线（基于必要的皮质醇激素促胎肺成熟治疗），但应密切监测母儿感染迹象。另外基于新生儿和产妇败血症的风险，针对 < 23 周和 > 34 周的未足月胎膜早破，建议及时拆除环扎缝线。本病例系妊娠 25^{+1} 周出现阴道流液，> 24 周，在排除感染及宫缩的情况下，延迟拆除环扎缝线，完成地塞米松促胎肺成熟疗程对于新生儿的预后至关重要。

二、超早产儿的管理

随着医学不断发展和进步，超早产儿存活率和远期预后均有明显改善，其临床管理需要做到精细化、系统化，同时注重个体化。我院在借鉴德国标准和经验的基础上，探索制定了《围产医学中心建设标准》，围产医学中心的建设提高了我院对危重孕产妇和超早产儿的救治水平。对超早产儿救治从产前干预开始，进行一体化的管理。产科、新生儿科、辅助科室的倾力配合，尽可能在保证存活率的基础上改善超早产儿的预后。

2.1 产前管理

（1）宫内转运。《2019 年欧洲新生儿呼吸窘迫综合征管理指南》强烈建议妊娠不足 28~30 周存在早产风险的孕妇应转运到具有 RDS 诊治经验的围产中心[19]。由于我国医疗条件地域性差异明显，医疗条件欠缺的医院预计有超 / 极低出生体重儿分娩，对患儿的最佳保护方案是进行宫内转运。我院 2020 年 6 月成立"超早产宫内转运呼救中心"，常规接收超早产宫内转运高危孕妇，本病例患儿母亲家住西藏昌都，成为我院围产医学中心宫内转运的最小胎龄儿。

（2）MDT。产科、新生儿、超声科、麻醉科等多学科会诊，选择最佳分娩时间和方式，尽量将母胎双方的损伤控制在最小；并在产前正规使用地塞米松促肺成熟、硫酸镁保脑、预防感染等处理，将患儿的救治提前到了分娩前。同时，有利于新生儿科医师进行胎龄、宫内情况评估，提前做好分娩后新生儿抢救预案。

2.2 产房内管理

（1）物品及人员、环境准备。产房内设独立复苏室，有效控制室温 30℃，湿度 50%，提前预热长颈鹿暖箱和毛巾，采用加温加湿的气体，以及熟练的复苏团队，正是这些有力的保暖措施，使患儿入 NICU 体温 37℃。避免低体温对患儿的伤害。

（2）早期呼吸支持。配备呼吸机、T 组合、空氧混合仪等，生后即刻在手术台上给予经鼻持续气道正压防止肺泡塌陷，T 组合初始参数调制 FiO$_2$ 30%，PEEP 8 cmH$_2$O，但患儿自主呼吸较弱；更换鼻咽管通气，生后 5 分钟心率未大于 100 次 / 分，自主呼吸微弱，予气管插管机械通气。虽然国内外复苏指南均建议尽量避免气管插管[20-21]，但需要考虑超早产儿复苏时的实际情况。欧洲 NRDS 指南强烈推荐生后需气管插管的超早产儿产房内尽早预防性使用 PS，同时不需机械通气患儿采用 CPAP 同时 LISA 法进行 PS 给药[19]。本病例患儿在生后 8 分钟生命体征相对稳定后，使用 PS 120 mg 气管内注入，患儿呼吸困难有改善，但呼吸弱仍需机械通气。能否通过在产房内早期加用枸橼酸咖啡因兴奋呼吸中枢减少超早产儿插管率，需进一步临床实践证实[22]。

（3）延迟脐带结扎。国内外大量文献表明延迟脐带结扎对早产儿是有利的，《中国新生儿复苏指南（2016 年北京修订）》推荐早产儿延迟脐带结扎 30~60 秒。回顾性研究发现，通过 DCC、CPAP 等可以提高生后血红蛋白值、减少正压通气和气管插管比例，并且对复苏效果无影响[23]。本病例患儿延迟脐带结扎采用宫外胎盘输血 5 分钟，患儿生后首次静脉血常规中血红蛋白 166 g/L、红细胞压积 48.1 %，并未造成严重新生儿高胆红素血症、红细胞增多症等。

2.3 NICU 管理

（1）呼吸管理。患儿在院期间总用氧时间 60 天，其中有创机械通气 6 天，无创辅助通气 54 天；布地奈德预防 BPD、咖啡因早期使用、及时根据患儿呼吸情况降阶梯式更换呼吸支持模式，以保护肺发育，尽量减少机械损伤。根据 2018 年美国国立儿童健康与人类发育研究所（National Institute of Child Health and Human Development，NICHD）制定的 BPD 新定义[24]，患儿仅有轻度 BPD。床旁肺部超声在新生儿肺部疾病诊断上有重要作用，尤其是日龄 19 天出现肺不张，仅胸片不能判断肺部具体情况，但肺部超声在辨别肺部实变等方面更有优势。肺部超声具有良好的敏感性和特异性，可以识别新生儿呼吸窘迫的常见原因[25]，使用便捷、安全，建议在 NICU 大力开展。

（2）营养管理。肠外营养方面，尽量减少肠外营养时间，在提供足够的基础营养物质之外，补充各种微量元素、维生素、钙磷等矿物质。肠内营养管理方面，生后 4 小时采用捐赠母乳开奶、微量喂养、甘油通便等处理，后期顺利进行强化母乳喂养。虽然后期患儿一直足量强化母乳喂养，奶量增加至 170~180 mL/（kg·d），但仍存在宫外生长迟缓，是否与患儿母亲母乳量较多，能量密度低有关尚不清楚，是否需要进行母乳营养成分检测及个体化强化方案仍需进一步研究。通过早期保护性措施，患儿住院期间没有发生 NEC，统计显示日本超早产儿 NEC 发病率一直低于全球其他国家，在日本极早产儿的营养管理的特点是提倡母乳喂养，早期微量肠内喂养，常规甘油灌肠，以及益生菌管理[26]。但由于目前国际上益生菌预防 NEC 仍存在较大争议，我院 NICU 暂未广泛开展益生菌的预防性使用。

（3）感染管理。在患儿母亲有子宫颈环扎操作史、存在胎膜早破且阴道分泌物培养肺炎克雷伯菌阳性的前提下，患儿生后采用经验性抗生素——青霉素联合头孢他啶——预防感染，待炎症指标正常后及时停用。住院期间严格手卫生管理、采用专管医师及护理，患儿住院期间未发生院内感染。

（4）神经系统管理。产前、产时、NICU 一体化管理过程，目的是减少患儿氧饱和度波动及刺激，保护患儿神经系统发育。定期颅脑影像学检查、视听检查、神经系统评估量表等也十分重要。患儿住院期间未出现早产儿脑损伤、颅内出血、发育迟缓等表现，但仍需出院后系统回访以及早期干预训练。

三、总结

子宫颈机能不全是中晚期妊娠流产及早产的重要原因，目前国内尚无该病的临床诊治指南，子宫颈环扎手术治疗子宫颈机能不全可行、有效，但施术前应全面回顾病史、评估高危因素，在充分考虑患者的临床及超声指征、医疗团队技术水平后，个体化选择干预措施。疾病在诊断及治疗过程中涉及母体、胎儿、新生儿个体，涉及产科、超声科、新生儿科、手术麻醉科等多个临床科室，本病例从孕期诊断、围手术期管理、分娩策略、新生儿管理形成了一个全流程契合的多学科处置方案。随着围产医学中心的不断成熟，高危孕产妇、超早产儿救治量逐渐增加，也将给临床工作带来更多的挑战。围产中心一体化、个体化的管理、多学科共同协作为超早产儿的高质量存活打下了坚实基础。

参考文献

[1] 屈清华，王雪燕. 预防性宫颈环扎术治疗宫颈机能不全效果及其影响因素分析 [J]. 中国计划生育学杂志，2020, 28(11): 1856-1859.

[2] 邵肖梅，叶鸿瑁，丘小汕. 实用新生儿学 [M]. 5 版. 北京：人民卫生出版社，2019.

[3] 陈风云. 影响超早产儿预后的多因素分析 [D]. 重庆：重庆医科大学，2018.

[4] 张应绩，杨传忠，李欢，等. 超早产儿和超低出生体重儿存活情况和住院并发症分析 [J]. 中华围产医学杂志，2016, 19(10): 755-760.

[5] Vogel J P, Chawanpaiboon S, Moller A B, et al. The global epidemiology of preterm birth[J]. Best Pract Res Clin Obstet Gynaecol, 2018, 52: 3-12.

[6] Shennan A H, Story L, Royal College of Obstetricians. Cervical Cerclage: Green-top Guideline No.75[J]. BJOG, 2022, 129(7): 1178-1210.

[7] Sosa C G, Althabe F, Belizán J M, et al. Bed rest in singleton pregnancies for preventing preterm birth[J]. Cochrane Database Syst Rev, 2015, 2015(3): CD003581.

[8] Care A, Nevitt S J, Medley N, et al. Interventions to prevent spontaneous preterm birth in women with singleton pregnancy who are at high risk: systematic review and network meta-analysis[J]. BMJ, 2022, 376: e064547.

[9] 韩欢，包怡榕，瞿晓娴，等. 宫颈托预防早产的研究进展 [J]. 国际妇产科学杂志，2015, 42(6): 693-697.

[10] Giraldo-Isaza M A, Fried G P, Hegarty S E, et al. Comparison of 2 stitches vs 1 stitch for

transvaginal cervical cerclage for preterm birth prevention[J]. Am J Obstet Gynecol, 2013, 208(3): 209.e1-e9.

[11] Freegard G D, Donadono V, Impey L W M. Emergency cervical cerclage in twin and singleton pregnancies with 0-mm cervical length or prolapsed membranes[J]. Acta Obstet Gynecol Scand, 2021, 100(11): 2003-2008.

[12] Wierzchowska-Opoka M, Kimber-Trojnar Ż, Leszczyńska-Gorzelak B. Emergency cervical cerclage[J]. J Clin Med, 2021, 10(6): 1270.

[13] Cilingir I U, Sayin C, Sutcu H, et al. Does emergency cerclage really works in patients with advanced cervical dilatation[J]. J Gynecol Obstet Hum Reprod, 2019, 48(6): 387-390.

[14] 姚书忠. 宫颈机能不全诊治过程中存在的争议和思考 [J]. 中国实用妇科与产科杂志, 2017, 33(1): 31-35.

[15] Eleje G U, Eke A C, Ikechebelu J I, et al. Cervical stitch (cerclage) in combination with other treatments for preventing spontaneous preterm birth in singleton pregnancies[J].Cochrane Database Syst Rev, 2020, 9(9): CD012871.

[16] Wu J, Denoble A E, Kuller J A, et al. Management of cerclage in patients with preterm prelabor rupture of membranes[J]. Obstet Gynecol Surv, 2021, 76(11): 681-691.

[17] Galyean A, Garite T J, Maurel K, et al. Removal versus retention of cerclage in preterm premature rupture of membranes: a randomizeed controlled trial[J]. Am J Obstet Gynecol, 2014, 211(4): 399. e1-e7.

[18] Vitner D, Melamed N, Elhadad D, et al. Removal vs. retention of cervical cerclage in pregnancies complicated by preterm premature rupture of membranes: a retrospective study[J]. Arch Gynecol Obstet, 2020, 302(3): 603-609.

[19] Sweet D G, Carnielli V, Greisen G, et al. European Consensus Guidelines on the Management of Respiratory Distress Syndrome - 2019 Update[J]. Neonatology, 2019, 115(4): 432-450.

[20] 中国新生儿复苏项目专家组. 中国新生儿复苏指南（ 2016 年北京修订）[J]. 中华围产医学杂志, 2016, 19(7): 481-486.

[21] Perlman J M, Wyllie J, Kattwinkel J, et al. Part 7: Neonatal Resuscitation: 2015 International Consensus on Cardiopulmonary Resuscitation and Emergency Cardiovascular Care Science With Treatment Recommendations[J]. Circulation, 2015, 132(16suppl1): S204-S241.

[22] Dani C, Cecchi A, Remaschi G, et al. Study protocol: treatment with caffeine of the very preterm infant in the delivery room: a feasibility study[J]. BMJ Open, 2020, 10(12): e040105.

[23] 欧姜凤，钟晓云，吴艳，等. 2017 年至 2019 年复苏质量改进情况及其对极低出生体重儿复苏效果的影响 [J]. 中华围产医学杂志, 2020, 23(9): 600-607.

[24] Higgins R D, Jobe A H, Koso-Thomas M, et al. Bronchopulmonary dysplasia: executive summary of a workshop[J]. J Pediatr, 2018, 197: 300-308.

[25] Sharma D, Farahbakhsh N. Role of chest ultrasound in neonatal lung disease: a review of current evidences[J]. J Matern Fetal Neonatal Med, 2019, 32(2): 310-316.

[26] Isayama T. The clinical management and outcomes of extremely preterm infants in Japan: past, present, and future[J]. Transl Pediatr, 2019, 8(3): 199-211.

病例 ③ 帆状脐带入口、血管前置的一体化全流程管理

» 病例提供者

产　　科：黄冬妮
新生儿科：谢茜、刘秋彤

【诊疗概述】

　　帆状胎盘是脐带附着异常的一种，是指脐带附着在胎盘边缘的胎膜之上，合并前置血管时有产前或产后出血等风险。前置血管是指无华通胶或胎盘组织保护的胎儿血管走行于胎膜上，距离宫颈内口 2 cm 以内的位置，甚至位于胎先露的下方，达到子宫下段或者跨越宫颈内口。

【诊疗经过】

一、产妇管理

● 孕 23^{+5} 周，重庆市妇幼保健院针对性 B 超发现血管前置；系统超声示中孕单活胎，胎盘脐带入口声像改变，提示帆状脐带入口、胎盘血管前置，胎盘前置状态。

● 孕 35^{+6} 周，以"阴道流血 2+ 小时"我院就诊，以"前置血管出血？"收入院。

● 病史如表 3.1 所示。

MDT：

参与科室：产科、新生儿科。

讨论手术时机，评估预后。

制定治疗方案，医患沟通。

表 3.1　病史检查及产科处理

项目	检查结果	产科处理
NT	正常	
无创	胎儿 13 号、18 号、21 号染色体非整倍体异常低风险	
地贫筛查	HbA 69.9%	行地贫基因检查提示 β 型地中海贫血
甲状腺功能	正常	
血型	AB 型 Rh 阳性	
不规则抗体	阴性	
TORCH	阴性	
OGTT	4.2 mmol/L—8.3 mmol/L — 7.5 mmol/L	
系统超声	胎儿第 6 颈椎显示模糊；胎儿心脏彩超示胎儿室间隔膜部似见 0.27 cm 过隔血流	产前诊断
羊水细胞染色体 G 显带核型分析	未检测到与临床表现相关的致病突变	

● 入院超声提示宫颈内口处可见脐血流信号，脐带入口处位于前壁胎膜上，沿胎膜走行跨过宫颈内口，进入后壁胎盘下缘（图 3.1）；胎心监测提示 NST 反应可疑，胎心 70~80 次 / 分，持续约 2 分钟，胎心监护早期减速，变异差。

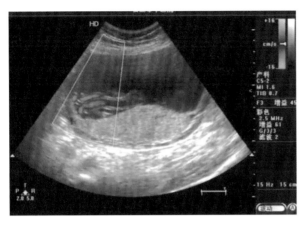

图 3.1　胎盘前置血管 B 超所见

● 入院诊断：①阴道流血待查：前置血管出血？先兆早产？②胎儿宫内窘迫？③帆状胎盘；④低置胎盘；⑤β型地中海贫血；⑥妊娠 35^{+6} 周，孕 2 产 0，先兆早产，LO。

● 孕 35^{+6} 周手术，术中见：胎盘位于后壁，胎盘下缘距宫颈内口约 1 cm，脐带入口处位于前壁胎膜上，沿胎膜跨过宫颈内口进入后壁胎盘下缘，胎盘胎膜自然娩出完整，清理宫腔，胎盘与宫腔无粘连，子宫收缩好。检查见前置血管处少许血凝块，如图 3.2 所示。

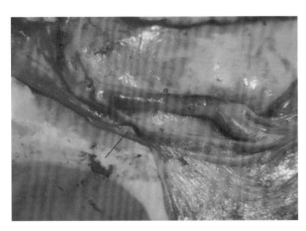

图 3.2　术中所见

产科急诊剖宫产。
新生儿娩出后予皮囊正压通气（FIO₂ 40%），心率 <60 次／分，60 s 予气管插管（FIO₂ 100%）及胸外心脏按压。

- 术后 24 小时共计失血量：365 mL。术后第二天复查血液分析，复查血常规，结果示：白细胞 14.8×10^9/L、血红蛋白 121 g/L、中性粒细胞百分率 79.6 %、中性粒细胞绝对值 11.78×10^9/L。
- 术后第 3 天，出院。

二、新生儿管理

- 复苏过程：患儿生后评估无呼吸、无肌张力、羊水清亮。予初步复苏后评估，呼吸微弱、心率 80 次/分，予 T 组合正压通气（FIO$_2$ 21%，PIP/PEEP 20/6 cmH$_2$O），30 秒后评估心率 < 60 次/分，予气管插管（FIO$_2$ 100%）及胸外心脏按压、生理盐水扩容等处理。Apgar 评分为 1 分—3 分—5 分。患儿复苏后出现面色苍白，呼吸促。具体复苏过程如表 3.2 所示。

转 NICU。

表 3.2　复苏过程

日龄	呼吸	心率（次/分）	SPO$_2$	肌张力	反射	PPV（T 组合）	胸外按压	FiO$_2$	Apgar 评分（分）	扩容
即刻	无	<60	—	无	无					
30 秒	无	<60	—	无	无	面罩		40%		
1 分钟	无	<60	—	无	无	插管	√	100%	1	
90 秒	无	<60	—	无	无	插管	√	100%		UVC 置管
2 分钟	无	<60	—	无	无	插管	√	100%		生理盐水 20 mL/kg（10 min）×2 次
3 分钟	无	60~100	20%	无	无	插管		100%		
4 分钟	无	60~100	50%	无	无	插管		100%		
5 分钟	喘息	60~100	75%	弱	无	插管		100%	3	
6 分钟	喘息	>100	80%	弱	无	插管		40%		
10 分钟	喘息	>100	90%	弱	弱	插管		40%	5	
15 分钟	正常	>100	95%	弱	弱	插管		40%	6	
35 分钟 Shuttle 转运至新生儿科 NICU，呼吸机模式（PTV，FiO$_2$ 50%，PEEP/PIP 6/20 cm H$_2$O），体温 36.6 ℃										

● 新生儿入院查体：体温 36.6℃，呼吸 48 次 / 分，心率 135 次 / 分，血压测不出，气管插管呼吸机通气下 SPO₂ 90%，未成熟儿，发育稍差，营养欠佳，肢体松软，唇周发绀，可见吸气性三凹征。皮肤无黄染。前囟平软，双肺呼吸音稍粗，无啰音。心音低钝、心律齐，无杂音。腹软，肠鸣音未闻及。四肢肌张力低，肢端稍凉。原始反射未引出。脐血血气 pH 7.15，BE −11.1mmol/L，LAC 8.4 mmol/L。

● 辅助检查和实验室检查：结果如表 3.3—表 3.8、图 3.3—图 3.5 所示。

表 3.3　肝肾功能检查

日龄	总蛋白（g/L）	白蛋白（g/L）	谷丙转氨酶（U/L）	谷草转氨酶（U/L）	肌酐（μmol/L）	尿酸（μmol/L）	尿素氮（mmol/L）	胱抑素 C（mg/L）
入院时	29	20	20	84	61	461	3.81	1.87
1 d	37	25	89	354	196	652	9.23	2.86
3 d	36	26	83	209	145	309	5.07	1.47
4 d	38	27	70	101	170	207	4.89	2.32
6 d	52	33	33	24	345	292	7.66	3.33
9 d	68	41	26	22	306	311	8.34	3.49
17 d	70	43	22	23	68	181	6.19	2.71

表 3.4　血气分析结果

日龄	pH	PO₂（mmHg）	PCO₂（mmHg）	Lac（mmol/L）	HCO₃⁻（mmol/L）	BE（mmol/L）	Glu（mmol/L）
入院时	7.151	28.6	50.8	8.4	17.7	−11.1	4.2
1+h	7.060	110	21.4	19	6.0	−24.3	3.4
2+h	7.227	127	21.9	16	9.1	−18.5	2.1
4+h	7.283	38.9	36.1	8.8	17.1	−9.6	4.9
1 d	7.420	43.6	32.3	2.9	20.9	−3.5	4.7
8 d	7.460	99.6	40.0	0.8	28.4	4.5	3.9

表 3.5 血常规结果

日龄	WBC (×10⁹/L)	PLT (×10⁹/L)	RBC (×10¹²/L)	Hb (g/L)	HCT (%)	N (%)	L (%)	Ret (%)	CRP (mg/L)	PCT (ng/mL)
1 d	37	162	2.5	96	29.2	54	39	3.96	<1.67	
	27	81	3.6	119	31.3	79	15	2.19	<1.67	
1 d	13	50	2.6	84	22.6	84	10		<1.67	112
	12	50	3.9	118	31.7	84	9.1		<1.67	
	9.8	76	4.1	131	34.9	75	16	1.77	<1.67	
2 d	7.5	68	3.8	119	31.4	71	18			
	5.7	51	3.4	108	27.9	65	19	1.62	<1.67	15.2
3 d	5.1	9	3.3	105	28	69	15	1.63	<1.67	
	5	64	2.7	86	22.8	62.3	17.9			
4 d	4.1	24	3.1	95	26.5	50	33	2.27	<1.67	
	4.8	126	3.3	103	29	63	21			2.74
5 d	7	80	5.5	167	47.1	50.6	17.6	1.74		
6 d	6.6	86	5.2	162	46.4	41.7	29	2	<1.67	0.97
7 d	5.1	106	4.9	149	43.1	25.6	34.8	2.23	<1.67	
16 d	5.6	304	4.9	150	44.2	21.5	56.0		<1.67	

表 3.6 电解质结果

日龄	钾 (mmol/L)	钠 (mmol/L)	钙 (mmol/L)	镁 (mmol/L)	磷 (mmol/L)
1 d	3.8	133	1.59	0.54	1.23
3 d	3.1	150	3.03	0.82	2.68
4 d	4.4	143	1.69	0.5	2.81
5 d	3.8	142	1.28	0.65	2.41
6 d	3.6	143	2.37	0.84	2.95

表 3.7 凝血功能结果

日龄	APTT (s)	PT (s)	FIB (g/L)	D2 (mg/L FEU)
入院时	66.5	41	0.5	76.49
1 d	54.1	29	0.8	50.61
2 d	61.3	19	1.2	6.43

表 3.8　肾脏彩超结果

日龄	结果
1 d	双肾实质回声稍增强，腹腔积液
2 d	双肾实质回声稍增强
3 d	双肾肿大，实质回声稍增强，膀胱内低弱回声，考虑凝血块可能
4 d	双肾肿大，实质回声增强，腹腔少量积液
5 d	双肾肿大，实质回声增强
7 d	双肾肿大，实质回声增强，右肾动脉阻力指数稍增高

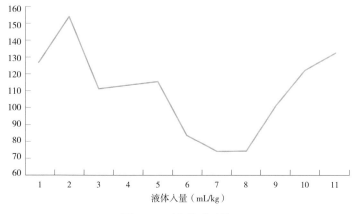

图 3.3　液体入量

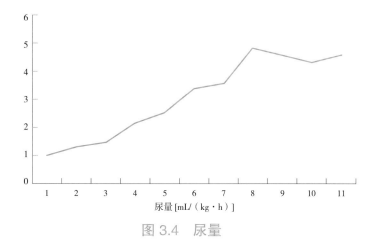

图 3.4　尿量

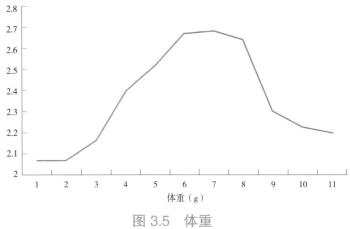

图 3.5　体重

三、新生儿主要治疗

● 循环：患儿有贫血基础，血压测不出，CRT 4 s，肢端稍凉，评分 5 分，存在失血性休克。复苏时予以生理盐水扩容 20 mL/ 次 ×2 次；入院后 35 分钟紧急输注 B 型 RH（D）阳性（红细胞悬液）58 mL 纠正贫血，同时补充血容量（补足抽血量 9 mL，输血量 25 mL/kg），输注时间 2 小时 42 分钟。多巴胺 5~7 μg/（kg·min）升压，白蛋白纠正低蛋白血症。患儿休克纠正，同时适量限液，维持血糖正常高值，保证各脏器血流灌注。

● 呼吸：积极维持良好的通换气功能，入院后呼吸机辅助通气 4+ 小时评估呼吸情况后予以更换加温湿化吸氧，呼吸衰竭得到改善。

● 抗感染：经验性予以青霉素联合头孢他啶预防感染 4 天，临床无细菌感染中毒表现、炎症指标正常、培养阴性，不支持细菌感染，予以停用抗生素，同时加强保护性隔离，预防血透和住院期间院内感染的发生。

四、窒息后多脏器功能支持

● 神经系统：患儿重度窒息存在，符合亚低温选入标准：①存在产前胎儿宫内窘迫，但脐血气 BE 未大于 16 mmol/L；②生后 1 小时血气 BE 大于 16 mmol/L，正压通气大于 10 min。存在亚低温禁忌：① aEEG 正常，存在睡眠周期；②无轻—中度 HIE 诊断标准的临床表现证据；③出生体重小于 2500 g。治疗上遵循三对症、三支持的治疗策略，密切监测神经系统表现及有无脑干症状。后续评估头颅 MRI、脑干听觉诱发电位及脑电图，GMs 均正常，初步评估预后良好。

● 凝血功能异常：窒息、失血性休克诱发 DIC，临床表现为消化道出血、泌尿道出血，凝血功能异常、血小板下降，存在 DIC；治疗上 IVIG 支持、输注冷沉淀、新鲜冰冻血浆以及多次血小板输注，补充凝血因子、血小板，改善临床出血倾向，扭转凝血功能异常。

● 心肌损害：心肌标志物异常，考虑窒息后心肌损害，予以保心治疗后心肌标志物好转。

● 肝功：肝酶轻度升高，肝功损害不严重，未予以特殊处理，后续复查恢复正常。

● 肾功能损害：因少尿、血尿、水肿，肾功能异常，日龄 1 天 12 小时开始连续性血液净化，CHF（后稀释）模式，血流速度 10 mL/min，置换液速度 70 mL/h。因患儿存在凝血功能障碍，采用枸橼酸钠抗凝。初始 4% 枸橼酸钠 18 mL/h，葡萄糖酸钙 2.0 mL/h，碳酸氢钠 0.7 mL/h。予持续性血液净化 28 小时。肾脏替代治疗后尿量逐渐恢复，肾功好转。

五、其他支持治疗

● 静脉高营养、血凝酶止血、光疗等对症支持治疗。

● 住院 17 天，治愈出院。

【病例总结】

一、前置血管孕期及分娩管理

前置血管系孕晚期胎膜上的血管从宫颈内口上方通过。由于前置血管裸露在胎膜表面，没有华通胶的保护，在阴道分娩的过程中容易受到胎先露的压迫导致脐血流动受阻出现胎儿窘迫甚至是胎死宫内。胎膜破裂时，胎儿的前置血管可直接被机械性撕裂，或由于破膜，羊膜腔的压力骤然下降，胎膜与血管表面张力相差较大而发生裸露血管的破裂，前置血管破裂后导致的胎儿急性失血对胎儿影响极大，甚至可能导致新生儿缺血缺氧性脑病、死产和新生儿死亡。因此对于该病例孕期的管理以及分娩时机的选择，需要慎重处理。

1.1 发病机制

前置血管的发病机制尚不明确，但有观点认为，脐带始发于与血供最丰富等蜕膜部位的绒毛膜，早孕时包蜕膜为脐带始基部位，妊娠进展过程中血供丰富区转移至底蜕膜后，原来的脐带始基位置渐渐萎缩成为平滑绒毛膜，导致位于该部分的血管成为前置血管；另外还由于帆状脐带的影响，使血供丰富的区域转移至底蜕膜，结果血管延伸到胎膜的边缘[1]。发生血管前置的主要高危因素有体外受精（in vitro fertilization，IVF）妊娠、双胎或多胎妊娠、孕中期胎盘前置、分叶胎盘或副胎盘、脐带帆状附着、胎儿畸形、子宫手术史等[2]。

1.2 诊断

由于前置血管可以在妊娠期或分娩时诊断，但前者的新生儿存活率（97%）明显高于后者（44%），因此妊娠期的诊断尤为重要[3]。目前针对前置血管的孕期管理主要是加强监测，孕早期（11~14 周）、孕中期 20~24 周（结构畸形系统筛查）和孕晚期 32 周（畸形补漏）完成常规超声检查，关注胎儿有无生长受限等情况。对发现有帆状胎盘及血管低置或前置者，孕晚期（32 周后）经阴道超声再次复核。因前置血管主要表现为孕中晚期的无痛性阴道流血，伴或者不伴有胎心异常，易误诊为前置胎盘或者胎盘早剥，因此接诊产科医生需要熟悉以阴道流血为主要症状等产科疾病鉴别要点以判别紧急临床情况。

1.3 鉴别诊断

（1）前置胎盘。前置胎盘临床表现为无痛性阴道出血，主要为母源性出血，若出血量少，很少立即伴有胎心监测异常，且出血时间一般早于前置血管。

（2）胎盘早剥。胎盘早剥常伴有腹痛或腹部压痛，少数伴有胎儿窘迫，而胎盘剥离面积大的孕产妇可能出现不同程度的持续性下腹痛、腰痛及失血性休克，同时伴有胎心异常甚至胎心消失。

（3）胎盘边缘血窦破裂。胎盘边缘血窦破裂主要表现为胎盘位置正常，但当孕妇临产或破膜后出现无痛性阴道出血，少伴有胎心异常。一般为排除性诊断。

本病例主要依赖于超声诊断，在孕检中已经筛查出前置血管，因此其出现孕晚期无痛性阴道出血伴胎心监测异常后，产科医生就已经警惕，判定其需要急诊处理。

1.4 分娩

妊娠期确诊前置血管的孕妇，应在临产前行择期剖宫产，终止妊娠时机为34~36周，对于早产风险较高的患者，可以在28~32周予以糖皮质激素促肺成熟。同时请新生儿科协助诊疗，必要时需补充新生儿血容量，提高氧合指数，预防新生儿继发感染。若发现前置血管破裂后实行紧急剖宫产术，围产期死亡率至少为60%，而进行计划性剖宫产，可以提高新生儿存活率至95%[4]。目前我国对于早产儿的救治水平有明显的升高，给前置血管的孕产妇接受择期手术的窗口也足够大，因此不必盲目延长前置血管孕妇的孕周。

二、前置血管分娩新生儿管理

2.1 新生儿窒息

新生儿窒息早期由于海豹潜水反射的存在，机体会发生体内血液重新分布，以保证心脑等重要脏器供血。由于体内血流重新分布，非重要脏器，如肾、肺、肠、胃等在重度窒息早期就存在血流减少，易发生器官损害。而前置血管如果出现血管破裂，分娩后新生儿容易出现急性失血导致一系列的器官功能受损、窒息等多器官损害，发生率、病死率极高，因此及早干预对稳定病情、改善预后十分重要。

治疗方面以基础治疗为主，遵循三支持原则：维持中性温度，合理给氧，维持机体各器官正常血流灌注，维持血糖正常高值，维持内环境稳定及水盐代谢平衡，血压下降时可采用多巴胺升压，持续血压下降可联合应用多巴酚丁胺。

2.2 多脏器功能损害

应对多脏器功能损害方面，首要保护神经系统，目前亚低温治疗在重度窒息性脑损伤研究中取得进展。多项CRT研究表明亚低温治疗对重度窒息患儿病死率及18个月时的主要神经发育障碍预后差异有明显的降低。因此亚低温治疗可作为复苏后疑诊、重度HIE生后6小时的常规治疗。本病例患儿存在亚低温禁忌，故未采用亚低温治疗。本病例患儿神经系统损伤并不严重，但肾损伤程度重，并且发生了急性肾损伤，多次采用了透析治疗，达到了非常有效的治疗效果。

2.3 新生儿急性肾损伤

新生儿急性肾损伤（acute kidney injury，AKI）是指由于各种原因导致的新生儿肾功能迅速下降，临床表现为少尿或无尿、电解质紊乱、酸碱平衡失调及血浆中全身代谢产物（尿素、肌酐等）浓度增高，是常见的新生儿危重临床综合征之一[5]。AKI 在 NICU 中的发生率为 8%~24%，病死率为 14.9%[6]。按照肾损伤性质及部位的不同，可将 AKI 的病因分为肾前性、肾性及肾后性 3 大类。新生儿 AKI 危险因素包括母孕期药物、肾毒性药物、围生期窒息、出生时低 Apgar 评分，极低或超低出生体重、心脏停搏、脓毒症、感染性休克、体外膜肺治疗及心脏术后等[7-8]。急性肾功能损伤诊断标准为肾功能在 48 小时内迅速减退，血肌酐升高绝对值 ≥ 26.5 μmol/L，或较基础值升高 ≥ 50%；或尿量 <0.5 mL/（kg·h）超过 6 小时。根据 2013 年全球改善肾脏病预后委员会发布的 AKI 临床实践指南标准中新生儿 AKI 诊断标准及分级标准[9]，主要依靠血清肌酐变化和尿量将 AKI 分为 3 期。

1 期：肌酐 48 小时内升高 >26.5 mmol/L，或升高超过基线的 1.5~1.9 倍，尿量 <0.5 mL/（kg·h），持续时间超过 6 小时。

2 期：肌酐升高 2.0~2.9 倍，尿量 <0.5 mL/（kg·h），持续 ≥ 12 小时。

3 期：肌酐升高为基线的 3 倍，或绝对值 ≥ 353.6 μmol/L，或开始使用肾脏替代治疗，尿量 <0.3 mL/（kg·h），持续 ≥ 24 小时；或者无尿 ≥ 12 小时。

急性肾功能损伤的治疗包括以下方面：

（1）对因治疗：呼吸机机械通气，输注红细胞悬液纠正贫血，输注冷沉淀、新鲜冰冻血浆纠正凝血功能异常，输注血小板及 IVIG 纠正血小板减少，输注白蛋白纠正低蛋白血症，多巴酚丁胺改善肾脏微循环。

（2）液体管理：入院时给予扩容，后存在液体超负荷时根据患儿的血流动力学状态进行个体化液体管理。

（3）利尿治疗：存在容量超负荷的时候给予利尿剂。

（4）电解质与酸碱平衡管理：积极纠正电解质和酸碱平衡异常。

（5）营养支持治疗：营养支持对 AKI 非常重要，能量目标尽可能达到 100 kcal/（kg·d）。

（6）药物管理：尽可能避免使用肾毒性药物，并应根据 GFR 值调整经肾脏排泄药物的剂量。注：GRF [mL/（min×1.73 m^2）] =0.55× 身长（cm）/ 血浆肌酐（mg/dL）。

（7）血液净化治疗：经上述治疗无效后考虑连续性血液净化治疗。

2.4 血液净化需注意的问题

血液净化需要注意以下问题[10]：

（1）连续性血液净化治疗新生儿 AKI 的病种条件为新生儿 AKI 伴有血流动力学不稳定等，如代谢异常、少尿或无尿、酸中毒、容量超负荷或液体超载。具体指标：①代谢异常（如下列有 1 项或以上的即为代谢异常），尿素氮 > 26.5 mmol/L 或相对升高 ≥ 50%，经内科治疗失败的血钾 > 6.5 mmol/L，血钠 > 155 mmol/L，血钠 < 120 mmol/L，血镁 > 4 mmol/L

伴无尿和腱反射消失。②少尿或无尿，非梗阻性少尿 [尿量 <1.0 mL/（kg·h）]；无尿 [尿量 <0.5 mL/（kg·h）]。③酸中毒，pH<7.15。④容量超负荷或液体超载，利尿剂无反应的水肿（尤其肺水肿），或液体超负荷超过 10% 时。注：液体超载 =（当日体重 – 入院时体重）/ 入院时体重 ×100%。

（2）连续性血液净化治疗新生儿 AKI 没有绝对禁忌证，相对禁忌证为：①出生胎龄 <34 周，或者体重 <2.0 kg，置管非常困难者。②不可纠正的低血压：新生儿容量性低血压应补足容量，其他性质低血压应行扩容、血管活性药物及其他相应措施。③颅内出血：Ⅲ级或 Ⅲ级以上脑室周围—脑室内出血。④体内重要脏器出血应止血后开始治疗。

（3）新生儿 AKI 的常用模式为 CHD 和 CHDF，参数设置为血泵初始流速 3~5 mL/（kg·min），置换液 20~30 mL/（kg·h），透析液 15~25 mL/（min·m²）。

（4）新生儿体外循环回路需要良好的中心静脉通路，常用穿刺部位有股静脉、颈内静脉或锁骨下静脉，生后 7 天以内的新生儿可置脐静脉，应在 B 超引导下穿刺。新生儿导管型号选用 5.0 Fr 单管双腔中心静脉导管，动脉孔在远心端，静脉孔在近心端。体外循环回路中的容量不应超过新生儿血容量的 10%，预充液的选择应根据新生儿体重、病情和体外循环回路的容量决定，如体重 < 3.0 kg 或体外循环回路容量大于新生儿血容量的 10%（8 mL/kg）用红细胞悬液预充，红细胞悬液预充量为体外循环回路的容量；体重 3~5 kg 患儿可考虑选择白蛋白、新鲜冰冻血浆等胶体液或全血。

（5）抗凝。普通肝素是新生儿 CBP 常用的抗凝剂，但仅适用于无出血风险、凝血机制无异常且未接受全身抗凝剂的新生儿。如存在凝血功能障碍的新生儿，可选择局部枸橼酸抗凝。

（6）连续性血液净化治疗新生儿 AKI 的终止指征暂无统一标准。患儿自身肾功能明显好转可以满足自身需求，或者威胁生命并发症解除危险时，可终止治疗。

（7）连续性血液净化治疗 AKI 过程中可能发生机械并发症和临床并发症，主要包括低血压、血流感染、血小板减少、低体温，因此治疗过程中要进行血流动力学、体温、体液量、凝血功能、血电解质和血糖的监测。

参考文献

[1] Gagnon R. No.231-Guidelines for the management of vasa previa[J].J Obstet Gynaecol Can, 2017, 39(10): e415-e421.

[2] Mcqueen V, Speed M, Rutter S, et al. Vasa praevia: Should we routinely screen high-risk women for this rare but serious condition? [J].Ultrasound, 2018, 26(2): 127-131.

[3] Oyelese Y, Catanzarite V, Prefumo F, et al. Vasa previa: the impact of prenatal diagnosis on

outcomes[J].Obstet Gynecol, 2004, 103(5 Pt 1): 937-942.

[4] Oyelese K O, Turner M, Lees C, et al. Vasa previa: an avoidable obstetric tragedy[J].Obstet Gynecol Surv, 1999, 54(2): 138-145.

[5] SooHoo M, Griffin B, Jovanovich A, et al. Acute kidney injury is associated with subsequent infection in neonates after the Norwood procedure: a retrospective chart review[J]. Pediatr Nephrol, 2018, 33(7): 1235-1242.

[6] Ali M A, Rehman A, Ahmend E. Association of In-hospital outcome of Acute Kidney Injury (AKI) with etiology among newborns at a tertiary care unit[J]. Pak J Med Sci, 2018, 34(1): 125-129.

[7] Safina A I, Daminova M A,Abdullina G A. Acute kidney injury in neonatal intensive care: Medicines involved[J]. Int J Risk Saf Med, 2015, 27 suppl 1: S9-S10.

[8] Selewski D T, Charlton J R, Jetton J G, et al. Neonatal acute kindney injury[J]. Pediatrics, 2015, 136(2): e463-e473.

[9] Khwaja A. KDIGO clinical practice guidelines for acute kidney injury[J]. Nephron Clin Pract, 2012, 120(4): c179-c184.

[10] 中华医学会儿科学分会新生儿学组.连续性血液净化治疗新生儿急性肾损伤专家共识[J]. 中华儿科杂志, 2021, 59(4):264-269.

病例 4

胎儿先天性门体静脉分流的一体化全流程管理

» 病例提供者

产　　科：何德英
新生儿科：沈　彪

【诊疗概述】

先天性门体静脉分流（congenital portosystemic cenous shunts，CPSVS）是指胎儿门静脉和体静脉之间存在异常的交通，属于少见的血管畸形，可造成门静脉血液直接流入体静脉系统，从而引起肝门静脉血液灌注不足和门腔静脉分流，最终可导致新生儿肝功能受损、肝性脑病、肺动脉高压和肝肺综合征。新生儿期的发病率为 1/30000~1/25000。根据分流位于肝脏内还是肝脏外，CPSVS 分为肝外型门体静脉分流（extrahepatic portosystemic venous shunts，EPSVS/EHPSS）、肝内型门体静脉分流（intrahepatic portosystemic venous shunts，IPSVS/IHPSS）。刘芳[1]等报道 2018 年 12 月 1 日至 2022 年 12 月 1 日，重庆市妇幼保健院产前诊断中心共收治门体静脉分流患者 8 例，其中肝外型门体静脉分流 1 例，妊娠 24+4 周已出现全身水肿，充血性心力衰竭表现，孕妇最终选择放弃本次妊娠；肝内型门体静脉分流 7 例，预后好，7 例均活产，分流闭合分别发生在出生后 1 月、4 月、6 月，孕期有 2 例存在胎儿生长受限的情况，但出生后生长发育逐渐正常。

【诊疗经过】

一、产妇管理

- 34 岁，初产妇，孕 3 产 0，自然受孕，规律产检。
- 早孕期彩超提示 2 条脐动脉，妊娠 23^{+1} 周系统超声提示一条脐动脉闭塞；妊娠 35^{+1} 周，彩超发现胎儿腹围明显小于临床孕周，甚至较妊娠 33^{+1} 周胎儿腹围缩小，门静脉与肝静脉之间有肝内分流，考虑肝内型门体静脉分流（IHPSS）。
- 病史如表 4.1 所示。

> 产检经过。

表 4.1　病史检查及产科处理

项目	检查结果	产科处理
NT	正常、2 条脐动脉	
无创 PLUS	低风险	
甲状腺功能	正常	
不规则抗体	阴性	
TORCH	未查	
OGTT	正常	
系统超声	单脐动脉，考虑右侧脐动脉闭塞可能，胎儿部分肠管回声稍增强	超声随访
妊娠 33^{+1} 周	胎儿腹围 28.12 cm，超声孕周 32^{+1} 周大小	
妊娠 35^{+1} 周超声	胎儿腹围 24.72 cm，超声孕周 29 周大小	进一步胎儿循环系统超声及 MRI 检查
妊娠 35^{+1} 周超声	门静脉与肝静脉之间有肝内分流，考虑肝内型门体静脉分流；胎儿腹围（24.72 cm）超声孕周明显小于临床孕周，胎儿腹围 –3.79SD，羊水指数 7.03 cm	产前诊断行 MRI 示胎儿肝左静脉与门静脉异常吻合，考虑门体静脉分流，胎儿腹围测值明显小于临床孕周，密切随访
妊娠 36^{+1} 周超声	考虑肝内型门体静脉分流，胎儿腹围 25.95 cm，超声孕周 30^{+1} 周大小，明显小于临床孕周，上下腔静脉增宽，肝静脉增宽，心脏增大，考虑充血性心衰可能性大；颅内实质回声稍增强，血流信号增多，阻力降低，脑水肿可能；单脐动脉，胎盘回声不均质，考虑多发局灶性变性	
妊娠 36^{+1} 周超声	门静脉与肝静脉之间有肝内分流；上下腔静脉增宽，肝静脉增宽，心脏增大，考虑充血性心衰可能性大；颅内实质回声稍增强，血流信号增多，阻力降低，脑水肿可能；胎盘回声不均质，考虑多发局灶性变性。（门静脉与肝静脉之间端端吻合，部分呈海绵状吻合，静脉导管显示。三支肝静脉均增宽，左肝静脉内径宽约 0.43 cm，中肝静脉内径宽约 0.45 cm，右肝静脉内径宽约 0.43 cm；中肝静脉与门静脉左外下支交通，左肝静脉与门静脉左外上支交通，右肝静脉与门静脉左内支相通。心脏增大，心胸面积比 0.43，三尖瓣未见明显反流，大脑中动脉 PI 1.05）	
妊娠 36^{+1} 周胎儿头部 MRI	MRI 示胎儿双侧大脑脑沟显示稍浅、模糊，部分脑灰白质分界欠清，大脑大静脉、上矢状窦、右侧横窦及乙状窦增粗	收住院行多学科讨论

● 妊娠 36^{+1} 周胎儿肝脏超声、心脏超声及头颅 MRI 如图 4.1—图 4.6 所示。

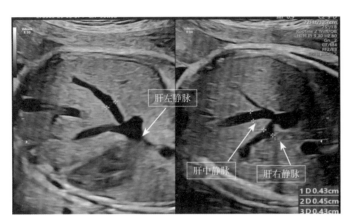

图 4.1　胎儿增粗肝静脉声像图

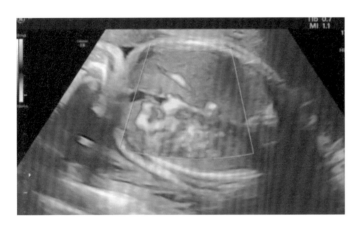

图 4.2　胎儿肝静脉与门静脉交通支

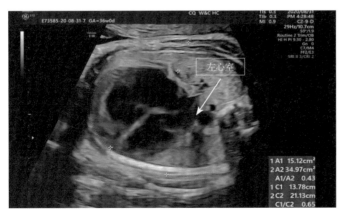

图 4.3　胎儿增大心脏超声

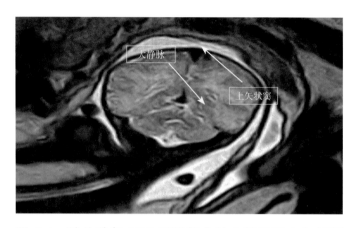

图 4.4　胎儿脑部 MRI 示增粗大脑大静脉及上矢状窦

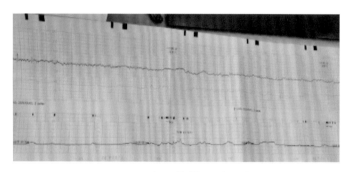

图 4.5　胎心监护反应可疑

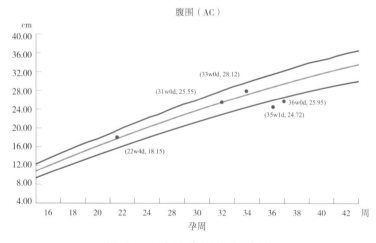

图 4.6　胎儿腹围生长曲线

● 入院诊断：①胎儿肝内型门体静脉分流 Ⅱ a 型（Lautz 分型）；②胎儿生长受限；③胎儿脑水肿？

● MDT 结论：

（1）孕妇妊娠 35^{+1} 周出现胎儿腹围明显小于临床孕周，甚至较该胎儿妊娠 33^{+1} 周腹围缩小，通过这一异常超声指标提示，进一步行胎儿静脉系统检查，发现存在胎儿门体静脉分流情况。胎儿门体静脉分流在出生后由于脐静脉断流，门静脉血流量减少，部分门体静脉分流可能自行闭合。若出现门体静脉分流持续存在，出生后结合患儿有无症状等综合评估是否需要接受手术治疗。

（2）门体静脉分流导致回心血流增加，脑部血流量增加及大脑中动脉的阻力降低，但不能说明胎儿一定存在脑水肿。

（3）超声提示胎儿出现充血性心力衰竭，目前处于代偿期，继续妊娠胎儿病情加重心脏失代偿，胎儿水肿等风险，现已妊娠 36^{+1} 周，有终止妊娠的指征，拟急诊剖宫产。超声提示胎儿心衰及脑部血流量增加，出生后随着门体静脉分流量的减少，有望得到好转。

（4）出生后需要监测胎儿肝功、血氨、心脏功能、门体分流、生长发育等情况。综合评估是否需要接受外科手术治疗。

● 妊娠 36^{+1} 周行急诊剖宫产。

MDT：产科、围产外科、小儿肝胆外科、新生儿科、超声科、放射科。

二、新生儿管理

● 出生后状况：新生儿体重 1900 g，Apgar 评分 10 分—10 分—10 分，羊水 Ⅰ 度，约 400 mL，脐带长 120 cm，扭转 100 圈（图 4.7）。新生儿外观未见明显异常，转新生儿科，产妇术后 3 天正常出院。

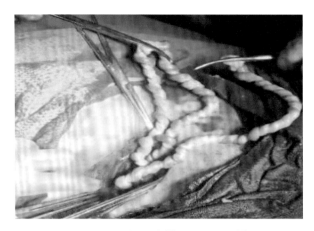

图 4.7　胎儿脐带过长、扭转

● 分析胎儿脐带过长、扭转 100 圈，是造成孕中期起脐动脉之一闭锁的原因。

● 产前当天胎儿 MRI 提示胎儿双侧大脑脑沟显示稍浅、模糊，部分脑灰白质分界欠清。胎儿腹围（25.95 cm）、股骨（6.29 cm）超声孕周明显小于临床孕周，上下腔静脉增宽，肝静脉增宽，心脏增大，考虑充血性心衰可能性大。新生儿入科超声提示颅内实质回声稍增强，血流信号增多，阻力降低，脑水肿可能。

● 入院诊断：①胎儿充血性心衰？②胎儿门体静脉分流Ⅱa型；③胎儿生长受限；④胎儿脑水肿？⑤早产。

● 生后 14 分钟出现气促、吸气性三凹征。

生后予以双鼻塞 CPAP 辅助通气。

转入 NICU。

● 入院查体：体温 36.8℃，呼吸 50 次/分，不规则，心率 138 次/分，体重 1900 g，血压 54/32（41）mmHg，SPO₂ 94%（FiO₂ 25%，PEEP 6 cmH₂O），神清、反应可，哭声有力。有轻微吸气性三凹征，面色红润。前囟平软，双肺呼吸音粗，对称，未闻及啰音。心音有力、律齐，未闻及明显杂音。腹软不胀，肝脾不大。四肢肌张力正常，CRT <3 秒，股动脉、桡动脉搏动有力。原始反射引出。

● 辅助检查和实验室检查：

（1）生后 1 天胸片如图 4.8 所示，生后 3 天腹部超声如图 4.9 所示。

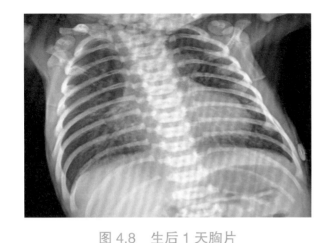

图 4.8 生后 1 天胸片

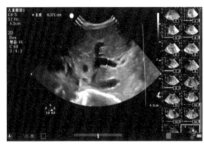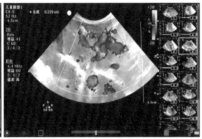

图 4.9 生后 3 天腹部超声

（2）脐血气：pH 7.36。

（3）生后 1 天血常规：白细胞 6.1×10^9/L、血小板 85×10^9/L、红细胞 4.9×10^{12}/L、血红蛋白 203 g/L、红细胞比积 58.5%、中性粒细胞百分率 47.5%、淋巴细胞百分率 39.6%、单核细胞百分率 10.2%。

（4）生后 2 天血常规：白细胞 7.3×10^9/L、血小板 70×10^9/L、红细胞 5.1×10^{12}/L、血红蛋白 208 g/L、红细胞比积 58.9%、中性粒细胞百分率 59%、淋巴细胞百分率 29.1%、C 反应蛋白（校正值）2.65 mg/L。

（5）生后 3 天血常规：白细胞 5.3×10^9/L、血小板 61×10^9/L、红细胞 5×10^{12}/L、血红蛋白 207 g/L、红细胞比积 58.4%、中性粒细胞百分率 64.2%、淋巴细胞百分率 21.2%、C 反应蛋白 <1.67 mg/L。

（6）生后12天血常规：白细胞 $6 \times 10^9/L$、血小板 $201 \times 10^9/L$、红细胞 $4.2 \times 10^{12}/L$、血红蛋白 162 g/L、红细胞比积 46.1%、中性粒细胞百分率 35.8%、淋巴细胞百分率 48.3%、C 反应蛋白 <1.67 mg/L。

（7）生后3天心脏彩超：动脉导管未闭；房间隔卵圆孔未闭；三尖瓣反流（轻度）。如图 4.10 所示。

心脏彩超示：动脉导管未闭；房间隔卵圆孔未闭；三尖瓣反流（轻度）。

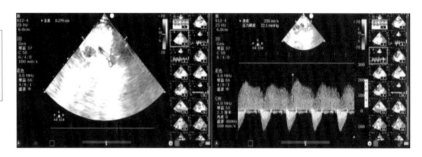

图 4.10　生后 3 天心脏彩超

（8）生后14天心脏彩超示：房间隔卵圆孔未闭；三尖瓣反流（轻度）。如图 4.11 所示。

心脏彩超示：房间隔卵圆孔未闭；三尖瓣反流（轻度）。

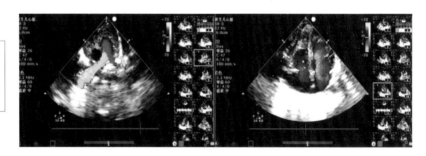

图 4.11　生后 14 天心脏彩超

● 生后第 2 天出现黄疸，TCB 最高 13.6 mg/dL，反复光疗 3 次。

● 腹部磁共振示：肝静脉与门静脉异常吻合，符合门体静脉分流表现，如图 4.12 所示。

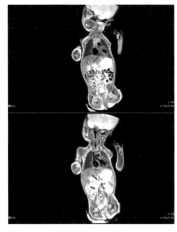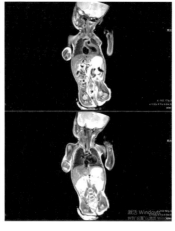

图 4.12　后 7 天腹部磁共振

腹部磁共振示：肝静脉与门静脉异常吻合，符合门体静脉分流表现。

● 出院评估：

（1）呼吸系统：呼吸平稳，肺部彩超及胸片正常。

（2）心血管系统：心功能正常。

（3）神经系统：颅脑磁共振正常、头颅彩超正常，aEEG 及 GMs 正常，临床无神经系统异常表现。

出院评估。

（4）听力：AABR 双耳通过。

（5）眼底：无 ROP。

（6）甲功：正常

（7）肠内营养：奶量 162 mL/（kg·d）。

（8）体格发育：矫正胎龄 38^{+2} 周，体重 2040 g（＜P10）。

● 出院诊断：①新生儿湿肺；②早产儿（36^{+1} 周）；③低出生体重儿；④小于胎龄儿；⑤肝内型门体静脉分流；⑥动脉导管未闭（已闭）；⑦房间隔卵圆孔未闭；⑧肺动脉高压（中度）；⑨血小板减少；⑩凝血功能异常；⑪Ⅱ型呼吸衰竭；⑫新生儿高胆红素血症；⑬低蛋白血症。

出院诊断。

● 随访计划：①半月后复查血常规、肝功能；②1 月复查腹部超声、头颅超声；③监测生长发育情况；④监测喂养情况；⑤半年后复查腹部超声、心脏彩超。

随访计划。

【病例总结】

胎儿脐 - 门静脉系统包括脐静脉、门静脉、静脉导管等，是由双侧卵黄静脉和脐静脉发育而来的静脉系统，将高氧浓度血液从胎盘输送到左心房，在胎儿血液循环中起重要作用，这三种静脉成分中的任何一种缺失或者移位都可能导致脐静脉、门静脉向体静脉的分流[2-3]，这类罕见的畸形统称为"脐 - 门静脉 - 体静脉分流"（umbilical-portal-systemic venous shunts，UPSVS）。先天性门体静脉分流（CPSVS）是 UPSVS 的一种，表现为门静脉系统与体静脉系统之间有异常交通，发病率极低且产前不易检出，但可能会导致严重并发症，产前筛查、超声诊断、预后评估尤为重要。

一、CPSVS 的胚胎学及发生机制

一般认为，CPSVS 发生于胚胎发育的第 4~8 周，在这个阶段原始肝脏开始出现，并与胎儿的主静脉、卵黄静脉及脐静脉 3 个主要静脉系统相连。门静脉系统源于卵黄静脉和脐静脉，体静脉系统则源于主静脉的前段和后段。胚胎期门静脉为位于卵黄囊前表面的一对血管，此对血管之间在初始阶段有 3 处吻合，最后汇入原始静脉窦。因此，门静脉容易形成解剖上的异常通道。下腔静脉的胚胎发育非常复杂，起源于几个静脉通道，并与卵黄静脉发育密切相关，故与门静脉之间容易形成异常吻合，导致 CPSVS 的发生。

二、分型

2016 年 Achiron[4] 等鉴于胎儿脐 - 门静脉系统的胚胎发育、解剖特征、血液循环和临床预后提出新的更为全面、系统、合理的分类方法，便于产前咨询及产后的合理化监测和进一步临床诊疗，新的宫内分类系统将"脐 - 门静脉 - 体静脉分流"分为 4 种分流类型。Ⅰ 型，脐 - 体静脉分流（umbilical systemic shunts，USS），其特征是脐静脉血流直接引流到全身静脉；Ⅱ 型，静脉导管 - 体静脉分流（ductus venosus systemic shunts，DVSS），在此类型的分流中，脐静脉 - 门静脉 - 静脉导管（UV-PV-DV）结构是完整的，但 DV 连接到膈前漏斗下方的下腔静脉（IVC），或 DV 流入肝静脉；Ⅲ 型为门静脉 - 体静脉分流，采取二分法分类，分为 2 个亚组，Ⅲ a 型为肝内门静脉 - 体静脉分流（intrahepatic portosystemic shunts，IHPSS），为门静脉系统与肝静脉之间的分流；Ⅲ b 型为肝外门静脉 - 体静脉分流（extrahepatic portosystemic shunts，EHPSS）为门静脉系统与全身静脉（下腔静脉、髂静脉、肾静脉）之间的分流。门体静脉分流的二分法分类已被用于研究胎儿门 - 体静脉系统分流和儿科患者先天性门静脉 - 体静脉系统分流，各自又进一步细分。

肝外型门体静脉分流为 Abernethy 畸形，其进一步的分型有 Morgan 法[5] 和 Howard 法[6]。Morgan 法将 EHPSS 分为 2 型：Ⅰ型为肝内门静脉完全缺如，门静脉血直接进入下腔静脉，其中Ⅰa 型指肠系膜上静脉与脾静脉无汇合，Ⅰb 型指肠系膜上静脉与脾静脉汇合；Ⅱ型为肝内存在发育不良的门静脉，有一定程度的门静脉血入肝。Howard 法是根据门静脉血分流方向将 EHPSS 分为端 – 侧分流型（Ⅰ型）和侧 – 侧分流型（Ⅱ型）。Ⅰ型最常见的是肠系膜上静脉与肝下下腔静脉或左肾静脉的交通；Ⅱ型是指胃肠道静脉通过异常的侧 – 侧吻合支向腔静脉分流。

肝内型门体静脉分流的门静脉分支与体循环的静脉直接沟通。1990 年，Park[7] 等根据 15 例 IHPSS 患者的病变特点，将 IHPSS 进一步分为 4 型，并沿用至今。Ⅰ型是指门静脉右支通过单一的大血管与下腔静脉沟通，最常见；Ⅱ型是指局限于一个肝段的门静脉分支向肝静脉分流；Ⅲ型是指通过瘤样扩张形成的门静脉分支向肝静脉分流；Ⅳ型是指多个肝段的门静脉分支向肝静脉分流。本例患儿系Ⅳ型。

尽管肝外型和肝内型分流解剖和胚胎起源不同，但临床意义均在于门静脉的血流全部或者部分绕过肝脏进入了体循环。由此，Lautz[8] 等基于门静脉的解剖和分流的生理性结局，将 CPSVS 分为以下 2 型：Ⅰ型是指无肝内门静脉血流（先天性门静脉缺如）；Ⅱ型是指肝内门静脉部分分流，Ⅱa 型指分流起自门静脉分支，即左或右门静脉（包括持续性静脉导管），Ⅱb 型指分流起自门静脉主干（包括分支处或者脾静脉和肠系膜静脉的汇合点），Ⅱc 型指分流起自肠系膜静脉、胃静脉或脾静脉。此分型不再考虑肝外还是肝内，而是包括了所有类型，更加全面。采取该分型方法本病例为Ⅱa 型。

三、产前筛查

CPSVS 产前超声表现为：（1）异常血管走行，包括：①肝内静脉与肝静脉或下腔静脉之间可见异常血管交通，管腔形态狭窄、迂曲或呈管状及瘤样扩张；②彩色多普勒可于门静脉与肝静脉之间探及血流信号，伴或不伴有脐静脉或下腔静脉扩张。（2）有研究表明先天性 IHPSS 多伴有胎儿宫内生长受限，发生率高达 58%，胎儿平均出生体质量低于第十百分位数。2021 年 Kivilevitch[9] 等研究发现，胎儿肝内门 – 体静脉分流中 72% 合并有胎儿生长受限（fetal growth restriction，FGR），52% 的病例 FGR 为其唯一病因。Delle[10] 等也观察到 IHPSS 与 FGR 之间存在因果关系，由于门体分流在胎儿期较难发现，FGR 常为胎儿肝内门体分流群体中的首诊原因，因此，当诊断 FGR 时超声医师应注意观察其有无合并门体静脉分流，特别是针对于单发胎儿腹围异常偏小患者。本例患者妊娠 35^{+1} 周胎儿腹围不仅小于临床孕周，且较妊娠 33^{+1} 周缩小，并提示 FGR，分析原因可能与分流导致肝实质血流灌注减少有关，肝实质的脐血灌注不仅影响胎儿腹围测值，在胎儿宫内生长发育过程中也起着重要作用。（3）心脏失代偿，心胸比增大，三尖瓣反流，胎儿全身水肿等。

四、遗传咨询

CPSVS 的发生可能与遗传因素有关，文献报道相关率约 9%，推荐进行介入性产前诊断，尤其是复杂型病变。本例患者超声发现胎儿腹围明显缩小时孕周已较大，经沟通后未行染色体检查。

五、宫内干预

门体静脉分流的诊断主要依赖于影像学检查，在众多的文献报道中常为影像科医生首先发现。随着 MRI 技术的发展，绝大多数病例可通过血管重建获得确诊，同时胎儿超声医学发展也可给出有效提示，为宫内干预提供了契机，故宫内干预是建立在有效产前检查基础上的，截至目前宫内干预病例少。

六、分娩方式

门体静脉分流常有多发畸形，产前诊断决定是否终止妊娠。分娩方式无特殊，需结合孕周、产科指征、有无胎儿窘迫等综合评估决定分娩方式。合并多发畸形或心衰需组建新生儿复苏团队，分娩后及时进行呼吸支持和心脏畸形评估，避免新生儿窒息发生。

七、新生儿临床表现

胎儿出生后确诊 CPSVS 的金标准为间接或直接门静脉造影。CPSVS 临床表现高度多样化[11-18]。就发病年龄来讲，有新生儿期即出现症状，也有老年才出现症状，或者终身没有任何症状。主要临床表现为肝脏门静脉血流量减少导致的肝功能受损和代谢异常，包括高半乳糖血症、高胆红素血症、高胆汁酸血症、高血氨、高胰岛素血症、低甲状腺素血症、性早熟等。其他临床表现有门体分流性肝性脑病和肝性脊髓病、门静脉性肺动脉高压、肝肺综合征、高排出量型心力衰竭、胃肠道出血、膜增生性肾小球肾炎、肿瘤等。

八、治疗

门体静脉分流的治疗应根据畸形分型及患者的临床情况来决定，肝外型目前国内外发现病例少，多因合并其他系统畸形而早期死亡。肝内型因分流量较少，生后病情较稳定。人体能耐受分流量少于 60% 的门体分流，因而可以进行内科保守治疗，以对症治疗为主。对于伴有严重的肝脏疾病，肝脏发育不全、肺动脉高压等，必须早期进行静脉结扎术，严重者需行肝移植。目前国内未见此类患者进行肝移植报道，国外有多例此类报道，且呈逐年增多趋势[19-20]，大部分患者术后恢复情况良好，肺动脉高压改善。对于存在严重新生儿期并发症如胆红素脑病、消化道出血、肝性脑病的患者，可选择通过血管内介入、腹腔镜或开腹手术等方式使部分门静脉血流得以部分恢复。本例患儿分流量少，无并发其他畸形及合并症，定期随访观察肝功、肺动脉压即可。

九、新生儿管理

本病例诊断为先天性门体静脉分流，诊断依赖于超声检查。因其分流少，无合并畸形，无特殊治疗，主要是进行黄疸及肝功、血氨监测，分流量定期评估等。

十、预后

CPSVS 的自然病程有赖于分流的类型。相比于 EHPSS，IHPSS 的预后更好。EHPSS 鲜有自然关闭，且通常症状出现孕周更早，病变可累及全身多个器官系统，预后较差。IHPSS 的预后有赖于患者的年龄和分流率，多数在 1 岁内自然关闭，并可以期待到 2 岁[21]。但也有报道自然关闭并不多见，仅有 14% 的肝内分流和 1% 的肝外分流患儿在出生后 18~24 个月内自然关闭[22]。Ucbino[23] 等将 17 例接受了分流率检测的 CPSVS 进行对比，认为分流率 <30% 时可能终身都不会有症状，>60% 时发生肝性脑病的风险增加，并推荐对分流率的动态监测应持续到至少 2 岁。新生儿期胆汁酸升高可预测 IHPSS 患儿在出生后 24 个月内会发生自然闭合；同时还发现自然关闭更多发生于女性患儿，建议新生儿期出现胆汁酸升高的 CPSVS 患儿，如果没有并发症出现，且为末端或多发肝内分流，2 岁以内最佳的选择为观察，建议不应该进行早期闭合手术，但对于出现严重并发症的或者 24 月龄时仍未自然闭合的患儿，可考虑进行经皮或者外科手术治疗。

综上所述，产前超声筛查发现不明原因的 FGR、腹围严重偏小等征象需警惕 CPSVS 的存在，此时需超声和 MRI 进一步检查胎儿静脉系统明确诊断；当产前诊断为 CPSVS 时，应密切监测胎儿生长发育情况，出生后注意随访分流情况，新生儿期高胆汁酸血症是有效预测生后 24 个月内分流可能自然关闭的因素。若合并分流持续不闭合，或者肝功能异常，血氨升高等，需与外科联系，必要时需接受分流血管结扎术手术治疗。

[1] 刘芳, 王雪燕, 肖阳雪, 等. 13 例胎儿脐－门－体静脉分流与结局之间的关系 [J]. 中国产前诊断杂志, 2022, 14(3): 8-14.

[2] Fasouliotis S J, Achiron R, Kivilevitch Z, et al. The human fetal venous system:normal embryologic anatomic,and physiologic characteristics and developmental abnormalities[J]. J Ultrasound Med, 2002, 21(10): 1145-1158.

[3] Achiron R, Gindes L, Kivilevitch Z, et al. Prenatal diagnosis of congenital agenesis of the fetal portal venous system[J]. Ultrasound Obstet Gynecol, 2009, 34(6): 643-652.

[4] Achiron R, Kivilevitch Z. Fetal umbilical portosystemic venous shunt:in-uteroclassification and clinical significance[J]. Ultrasound Obstet Gynecol, 2016, 47(6): 739-747.

[5] Morgan G, Superina R. Congenital absence of the portal vein: two cases and a proposed classification system for portasystemic vascular anomalies[J]. J Pediatr Surg, 1994, 29(9): 1239-1241.

[6] Howard ER, Davenport M. Congenital extrahepaticportocaval shunts--the Abernethy malformation[J]. J Pediatr Surg, 1997, 32(3): 494-497.

[7] Park J H, Cha S H, Han J K, et al. Intrahepatic portosystemic venous shunt[J]. AJR Am J Roentgenol, 1990, 155(3): 527-528.

[8] Lautz T B, Tantemsapya N, Rowell E, et al. Management and classification of type II congenital portosystemicshunts[J]. J Pediatr Surg, 2011, 46(2): 308-314.

[9] Kivilevitch Z, Kassif E, Gilboa Y, et al.The intra-hepatic-umbilical-porto-systemic venous shunt and fetal growth[J]. Prenatal Diagn, 2021, 41(4): 457-464.

[10] Chiaie L D, Neuberger P, Von Kalle T. Congental intrahepatic portosystemic shunt: prenatal diagnosis and possible influence on fetal growth[J]. Ultrasound Obstet Gynecol, 2008, 32(2): 233-235.

[11] Konstas A A, Digumarthy S R, Avery L L, et al. Congenital portosystemic shunts: imaging findings and clinical presentations in 11 patients[J]. Eur J Radiol, 2011, 80(2): 175-181.

[12] Bas S, Guran T, Atay Z, et al. Premature pubarche, hyperinsulinemia and hypothyroxinemia: novel manifestations of congenital portosystemic shunts (Abernethy malformation) in children[J]. Horm Res Paediatr, 2015, 83(4): 282-287.

[13] Torigoe M, Maeshima K, Takeshita Y. Congenital intrahepatic portosystemic venous shunt presenting with paraparesis as the initial symptom[J]. Intern Med, 2013, 52(21): 2439-2442.

[14] Ohno T, Muneuchi J, Ihara K, et al. Pulmonary hypertension in patients with congenital portosystemic venous shunt: a previously unrecognized association[J]. Pediatrics, 2008, 121(4): e892-e899.

[15] Law Y M, Mack C L, Sokol R J, et al. Cardiopulmonary manifestations of portovenous shunts from congenital absence of the portal vein: pulmonary hypertension and pulmonary vascular dilatation[J]. Pediatr Transplant, 2011,15(8): E162-E168.

[16] Tanya C P, Chun T, Files M, et al. Percutaneous embolization of congenital portosystemic venous fistula in an infant with down syndrome[J]. Case Rep Vasc Med, 2013, 2013:127023.

[17] Gong Y, Zhu H, Chen J, et al. Congenital portosystemic shunts with and without gastrointestinal

bleeding - case series[J]. Pediatr Radiol, 2015, 45(13): 1964-1971.

[18] Lautz T B, Shah S A, Superina R A. Hepatoblastoma in children with congenital portosystemic shunts[J]. J Pediatr Gastroenterol Nutr, 2016, 62(4): 542-545.

[19] Singhal A, Srivastava A, Goyal N, et al. Successful living donor liver transplant in a child with Abernethy malformation with biliary atresia, ventricular septal defect and intrapulmonary shunting[J]. Pediatr Transplant, 2009, 13(8): 1041-1047.

[20] Özden İ, Yavru A, Güllüoğlu M, et al. Transplantation for large liver tumors in the setting of Abernethy malformation[J]. Exp Clin Transplant, 2017, 15(Suppl 2): 82-85.

[21] Han B H, Park S B, Song M J, et al. Congenital portosystemic shunts: prenatal manifestations with postnatal confirmation and follow-up[J]. J Ultrasound Med, 2013, 32(1): 45-52.

[22] Sokollik C, Bandsma R H, Gana J C, et al. Congenital portosystemic shunt: characterization of a multisystem disease[J]. J Pediatr Gastroenterol Nutr, 2013, 56(6): 675-681.

[23] Uchino T, Matsuda I, Endo F. The long-term prognosis of congenital portosystemic venous shunt[J]. J Pediatr, 1999, 135 (2 Pt 1): 254-256.

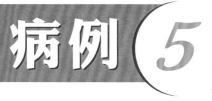

病例 5 胎儿窘迫的一体化全流程管理

» 病例提供者

产　　科：崔静恩
　　　　　刘兆明
新生儿科：李秀兰

【诊疗概述】

　　胎儿窘迫（fetal distress）是指胎儿在子宫内因急性或慢性缺氧危及其健康和生命的综合症状，胎儿急性缺氧系因母胎间血氧运输及交换障碍或脐带血液循环障碍所致。

【诊疗经过】

一、产妇管理

● 28 岁，孕 29^{+2} 周，胎动频繁，未就诊。

● 孕 30^{+2} 周，因胎动频繁于我院就诊，以"超声提示舒张期断流"收入院。

● 病史如表 5.1 所示。

表 5.1　病史检查及产科处理

项目	检查结果	产科处理
NT	1.7 mm	
无创 DNA	低风险	
血常规	无地贫，无贫血	
甲状腺功能	正常	
血型	B，Rh（D）	
不规则抗体	阴性	
TORCH	未查	
OGTT	5.0 mmol/L—7.9 mmol/L—6.5 mmol/L	
系统超声	胎盘实质下缘覆盖宫颈内口，胎儿心脏超声无异常	

梳理孕期产检情况。

完善相关检查，监测胎儿宫内情况。

制定治疗方案，医患沟通。

MDT：产科、新生儿科、手术室麻醉科。

● 入院超声示：单胎臀位，双顶径 6.81 cm，头围 25.73 cm，腹围 25.73 cm，FL 5.34 cm，S/D 2.02，AFI 6.43 cm，胎盘成熟Ⅰ度，位于后壁，胎盘实质下缘覆盖宫颈内口，胎儿颈部未见明显脐血流信号，胎儿左侧脐动脉明显较右侧脐动脉细，右侧脐动脉 S/D 2.02，PI 0.72，RI 0.50，左侧脐动脉可见细小血流束，测得频谱舒张期断流。如图 5.1—图 5.4 所示。

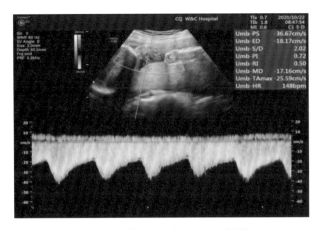

图 5.1　游离脐动脉血流频谱

入院超声检查及胎心监测。
入院处理方案制定。

图 5.2　膀胱水平左侧脐动脉血流频谱

CQ W&C Hospital

LMP		GA(LMP)		EDD(LMP)	
DOC		GA(AUA)	27w5d	EDD(AUA)	2021/01/16

EFW (Hadlock)	Value	Range	Age	Range	GP
AC/BPD/FL/HC	1110g	±162g	27w2d		N/A

2D Measurements	AUA	Value	m1	m2	m3	Meth.	GP	Age
BPD (Hadlock)	☑	6.80 cm	6.80			avg.		27w3d
OFD (HC)		9.22 cm	9.22			avg.		
HC (Hadlock)	☑	25.65 cm	25.65			avg.		27w6d
HC* (Hadlock)	☐	25.31 cm	25.31					27w3d
AC (Hadlock)	☑	22.74 cm	22.74			avg.		27w1d
FL (Hadlock)	☑	5.37 cm	5.37			avg.		28w3d

2D Measurements	Value	m1	m2	m3	m4	m5	m6	Meth.
AFI								
Q1	2.17 cm	2.67	1.68					avg.
Q2	2.92 cm	3.82	2.01					avg.
Q3	2.38 cm	3.88	0.87					avg.
Q4	2.36 cm	2.84	1.87					avg.
AFI	9.82 cm	13.21	6.43					

图 5.3　胎儿生长情况

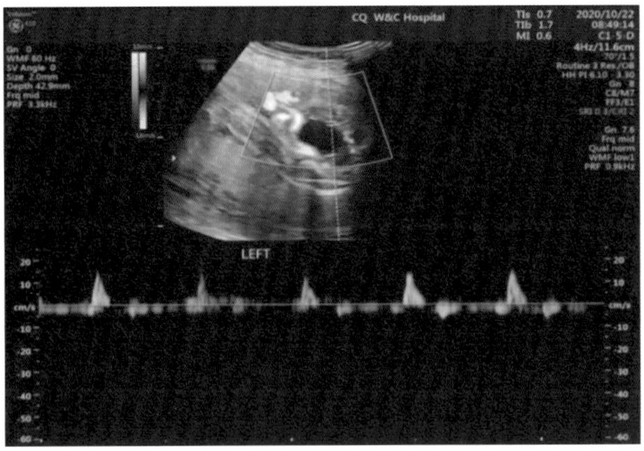

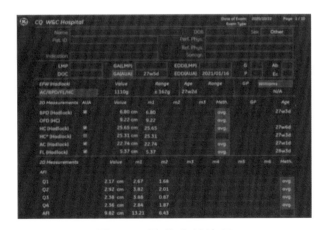

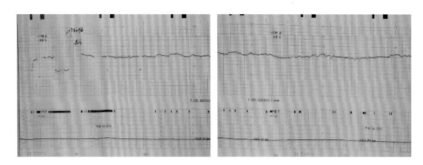

图 5.4　胎心监测

产科急诊剖宫产。
新生儿科医师参与新生
儿复苏抢救。
术后治疗情况。

● 入院诊断：①胎儿宫内窘迫？②中央性前置胎盘不伴出血；
③胎儿生长受限？④羊水过少？⑤臀位；⑥妊娠合并卵巢囊肿？
⑦妊娠 30^{+2} 周，孕 1 产 0，LS 待产。

● 处理方案：硫酸镁保护胎儿脑神经、地塞米松 10 mg 静推。
完善术前准备。

● 手术过程:因"胎儿窘迫？中央性前置胎盘;胎儿生长受限？"
行剖宫产术；羊水约 100 mL，0 度，以臀位顺利娩出一活男婴，新
生儿外观无畸形，体重 950 g，身长 36 cm，Apgar 评分 10 分—10 分—
10 分，脐带长约 45 cm，绕颈扭转 32 周，胎盘位于子宫后壁包绕宫
颈内口至子宫切口下缘，手术过程顺利，新生儿转入新生儿病房。

● 术后诊断：①胎儿宫内窘迫；②中央性前置胎盘；③胎儿生
长受限；④臀位；⑤早产；⑥羊水过少；⑦脐带扭转；⑧妊娠 30^{+2}
周，孕 1 产 1，LST 剖宫产。

● 术后胎盘病理如图 5.5 所示。

镜下所见：

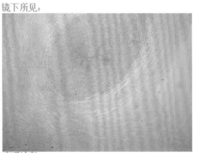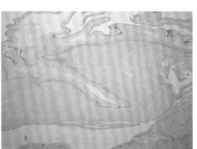

病理诊断：
　　胎盘组织，局灶钙化
　　绒毛膜下纤维蛋白样物沉积
　　脐动、静脉间质水肿，部分脐动脉狭窄，未见明确栓塞及闭锁。

图 5.5　术后胎盘病理

● 术后 4 天，产妇病情平稳，产科情况无特殊，自动出院。

二、新生儿管理

● 出生后状况：男孩，G1P1，胎龄 30^{+2} 周，出生体重 950 g，因"中央性前置胎盘、宫内窘迫？FGR"未临产剖宫产，羊水 0 度，100 mL，中央性前置胎盘，脐带 45 cm，扭转 32 周，无胎膜早破，生后立即出现呼吸、心率 >100 次 / 分，予以 UCM 后 CPAP（双鼻塞）辅助通气（FiO_2 30%，PEEP 6~8 cmH_2O），Apgar 评分 10 分—10 分—10 分。患儿生后出现呼吸困难。

转 NICU。

● 新生儿科查体：体温 37.0 ℃，呼吸 50 次 / 分，心率 161 次 / 分，体重 950 g，血压 66/24（39）mmHg，SPO_2 92%（FiO_2 25%），神清、反应可，哭声有力。肤色红润，可见轻度吸气性三凹征，有口吐白沫。前囟平软，双肺呼吸音稍降低、对称，未闻及啰音。心音有力、律齐，未闻及明显杂音。腹软，肝脾不大，肠鸣音 2 次 / 分。四肢肌张力稍低，肢端暖，CRT 2 秒，股动脉、桡动脉搏动有力，原始反射减弱。

辅助检查、实验室检查、治疗方案。

● 辅助检查和实验室检查如表 5.2、表 5.3 所示。

表 5.2 血气分析

日龄	pH	PO$_2$（mmHg）	PCO$_2$（mmHg）	HCO$_3^-$（mmol/L）	BE（mmol/L）	Lac（mmol/L）	Glu（mmol/L）	Hb（g/L）	OI	呼吸支持方式
脐动脉	7.32	24	42	21.6	−4.4	3	5.4	152	–	–
45 分	7.23	82.7	53.3	22.7	−4.6	2.5	3.4	173		CPAP
14 时	7.29	55.4	44.6	21.9	−4.6	1.8	5.6	202		CPAP+PS 100 mg
1+ 天	7.30	62	51	25.5	−0.8	1.3	3.7	172		NIPPV
2+ 天	7.24	54.8	59.4	25.5	−1.9	0.9	3.4	176		NIPPV
3 天	7.27	48	53.5	24.6	−2.3	1	3.8	180	10.0	SIMV
3 天 5 时	7.32	53.4	49.7	25.8	−0.2	0.8	3.6	172	9.0	SIMV
4 天 19 时	7.36	60.3	45.9	26.6	0.8	1.3	5.9	165		CPAP

表 5.3 炎症指标

日龄	WBC (×10⁹/L)	N (%)	L (%)	PLT (×10⁹/L)	Hb (g/L)	CRP (mg/L)	PCT (ng/mL)	I/T (%)	SAA (mg/L)	抗生素
21 时	2	16.2	78.3	136	211	<1.67	—	—	<6	青霉素 + 头孢他啶
2 天	3.7	48	43	105	184	16.18	—	23	103.3	青霉素 + 头孢他啶
3 天	6.7	63.1	24.1	102	176	53.52	16	22	121.1	青霉素 + 头孢他啶
5 天	8.3	49.9	28.6	132	169	8.21	1.1	16	12.46	头孢他啶（GBS-）
9 天	21.4	51.5	33.3	251	179	<1.67	—	—	<6	头孢他啶
10 天	15.9	56.5	32.3	222	152	<1.67	—	—	<6	头孢他啶

● 胸部影像学检查：

（1）生后 2 h 胸片示：双肺野透光度明显降低，呈毛玻璃状，其内隐约可见充气支气管影（图 5.6）。

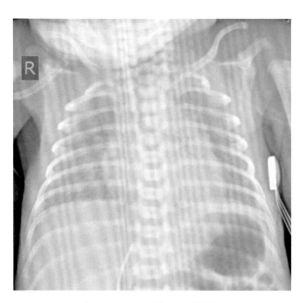

图 5.6 生后 2 h 胸片

（2）生后 1 d 胸片示：双肺透光度较前好转（图 5.7）。

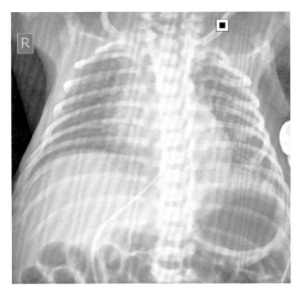

图 5.7　生后 1 d 胸片

无创通气 ×2 天。
循环支持。
固尔苏气管内注入，枸橼酸咖啡因兴奋呼吸中枢治疗。
青霉素＋头孢他啶抗感染。
营养支持。

（3）生后 2 d 胸片示：双肺野透光度降低，双肺可见点絮状密度增高影，其内隐约可见充气支气管影，较前稍增多（图 5.8）。

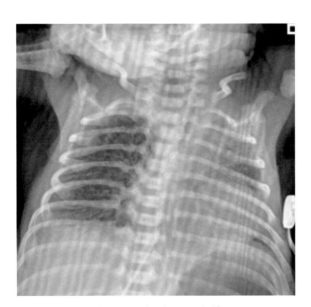

图 5.8　生后 2 d 胸片

（4）生后 3 d 胸片示：双肺纹理增多、模糊，内中带见模糊片絮影，双肺病变较前增多（图 5.9）。

无创通气 ×37 天。
箱内吸氧 ×7 天。
继续青霉素 + 头孢他啶抗感染。
营养支持。
光疗治疗。

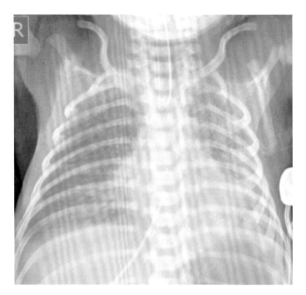

图 5.9　生后 3 d 胸片

（5）生后 4 d 胸片示：双肺纹理增多、模糊，内中带见模糊片絮影，双肺病变较前减少（图 5.10）。

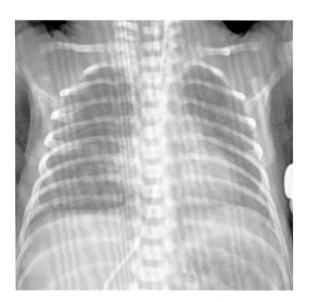

图 5.10　生后 4 d 胸片

（6）生后 8 天胸片示：双肺病变与前大致相仿，双肺纹理增多、紊乱，其内似见微小囊泡状改变（图 5.11）。

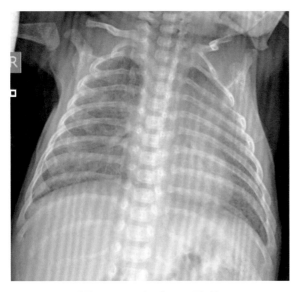

图 5.11　生后 8 d 胸片

● 出院评估：

（1）呼吸系统：呼吸平稳，肺部彩超及胸片正常。

（2）心血管系统：心功能正常。

（3）神经系统：头颅彩超正常，临床无神经系统异常表现，脑电活动与胎龄相符合，未见惊厥。

（4）听力：AABR 双耳通过。

（5）眼底：无 ROP。

（6）甲功：正常。

（7）肠内营养：奶量 45 mL/ 次。

（8）体格发育：矫正胎龄 37^{+4} 周，体重 2050 g、头围 30 cm、身长 42 cm（均为同龄 P3 水平）。

● 出院诊断：①急性呼吸窘迫综合征（acute respiratory distress syndrome，ARDS）；②早产儿（30^{+2} 周）；③超低出生体重儿；④小于胎龄儿；⑤新生儿呼吸衰竭（Ⅱ型）；⑥新生儿早发型败血症（临床型）；⑦粒细胞减少症；⑧新生儿高胆红素血症；⑨新生儿高血糖（应激性）；⑩高钙血症；⑪低磷血症；⑫低镁血症；⑬高乳酸血症；⑭低蛋白血症；⑮动脉导管未闭（已闭）；⑯房间隔卵圆孔未闭（已闭）；⑰宫外生长迟缓（体重、身长、

出院评估。

出院诊断。

头围 <P10）；⑱ BPD（轻度）；⑲ ROP（3 区 1 期）。

随访计划。

●随访计划：1 月后复查血常规、肝功能；神经运动发育情况评估及指导；监测生长发育情况；监测喂养情况；监测有无呼吸急促、呛奶等情况；密切监测神经系统，如反应差、激惹、抽搐等情况。

【病例总结】

胎儿窘迫是严重危及胎儿生命的综合征，原因众多，及时发现并识别可以挽救胎儿生命并改善胎儿出生后结局。在临床工作中，计数胎动、胎心监护以及超声评估是识别胎儿窘迫的常规手段。

胎动可以通过各种胎动计数方法进行评估，但这种胎儿监测方式尚未获得广泛认可；胎动根据一天中的不同时段和胎龄可有些许变化。胎动频率从早晨到夜晚是增加的，夜晚时达到峰值。虽然一些研究报道临近足月时胎动强度或频率降低，但在正常妊娠中，整个晚期妊娠的胎动强度和频率可能保持恒定，许多女性报告在分娩前最后 2 周胎动强度、频率升高[1]。

一、胎儿窘迫的分娩管理

母体和胎儿血管血流速度的测量可评估子宫胎盘血流量和胎儿对生理激发的反应。胎盘血管发育异常（如在子痫前期中）会导致胎儿胎盘循环的进行性血流动力学变化。当 60%~70% 的胎盘血管树受损时，脐动脉血流多普勒指数升高；胎儿大脑中动脉血流阻抗降低且胎儿主动脉阻力上升，以优先将血液导向胎儿大脑及心脏[2]。最终，脐动脉中舒张末期血流停止或逆转，胎儿静脉系统（静脉导管、下腔静脉）阻力增加。这些变化发生在不同的时间段，并且与胎儿酸中毒相关。

存在生长受限和脐动脉多普勒异常的妊娠中可见胎儿胎盘血管生成异常，其特征为终末毛细血管袢稀疏、拉长、展开和分支较少，以及其他组织学改变。此外，对于存在生长受限以及舒张末期血流缺失（absence ofend-diastolic flowvelocity，AEDV）或舒张末期逆流（reversal of end-diastolic flowvelocity，REDV）的妊娠，胎盘 NRP-1 的表达会显著下调，提示促进分支血管生成的分子机制受损[3]。这些观察结果表明，胎儿胎盘血管发育不良会导致血流阻力增加，并表现为多普勒波形和多普勒指数（Doppler Index，DI）异常。绵羊胎儿栓塞研究表明，血流大幅减少才会引起脐动脉 DI 明显增加。栓塞 50%~70% 的终端绒毛会引起 AEDV 或 REDV。多普勒波形的改变先于胎心率模式的改变，即便存在进行性代谢性酸中毒也是如此[4]。

脐动脉多普勒评估最有助于监测子宫胎盘功能不全造成的早发型生长受限胎儿。脐动脉波形模式与低阻力系统相符——在整个心动周期中均为前向血流。正常生长胎儿的脐动脉血流速度波形特征是高流速的舒张期血流，而在生长受限胎儿中，脐动脉舒张期血流减少、消失，严重情况下甚至逆向流动[5]。这种脐动脉舒张期血流的进行性减少与三级绒毛闭塞加重有关。在生长受限的胎儿中，舒张末期血流的消失或逆转与胎儿低氧血症和酸血症有关，并且与围生期并发症发生率和死亡率增加相关[6]。

脐动脉多普勒指数可间接反映下游循环的阻力。DI 异常与胎儿胎盘血管发育不良相关。DI 异常还与胎儿缺氧、胎儿酸中毒和围生期不良结局密切相关。舒张末期多普勒波形对评估胎儿健康状况至关重要。舒张末期血流缺失或舒张末期逆流与围生期结局不良显著相关，尤其是围生期死亡率较高以及染色体异常（13- 三体、18- 三体和 21- 三体）和先天性异常的发生率较高。

妊娠 ≥ 28 周时,收缩期频移峰值与舒张末期频移值的比值（S/D）> 3.0 或阻力指数（RI）> 0.6 是识别不良结局高危妊娠的最佳阈值。还可使用脐动脉 DI 的胎龄特异性列线图。如果 DI 超过相应胎龄的第 95 百分位数，则通常认为具有一定风险。

舒张末期血流缺失是一种不利征象，而舒张末期逆流应视作胎儿死亡前兆。对于并发 FGR 或子痫前期的妊娠，如果在 ≥ 34 周时出现 AEDV 以及在 ≥ 30 周时出现 REDV，建议立即分娩，而不是期待治疗[7]。

在妊娠 32 周后出现 REDV 时应考虑立即分娩。母胎医学会指南支持该方法，推荐对这些胎儿进行强化监测，只要胎儿监测结果相对正常，则继续期待治疗到 32 周[8]。

如果存在舒张末期血流但 DI 较高或升高，则应强化胎儿监测，如每周进行一次脐动脉多普勒超声，并根据临床情况每周进行 1~2 次 NST、BPP 或改良型 BPP。如果胎儿监测检查提示胎儿受损（如 NST 无反应、胎儿心率基线变异性较差、持续性晚期减速、羊水过少或 BPP 评分 < 4 分），则强烈提示应该进行分娩，并且应依据产科因素（如胎龄、表现、胎心监护图形）和母体因素（如并发症和宫颈状况）确定分娩方式。

胎儿窘迫结束分娩以后，新生儿呼吸功能窘迫综合征也是一个极大的挑战，所以在术前需要产科、新生儿科深度合作以提高新生儿存活率及改善结局。

二、分娩新生儿管理

通过对 29 个儿科研究的系统回顾和对 145 个国际儿科重症监护病房的 PARDIE 横断面研究，估算的以人群为基础的儿童急性呼吸窘迫综合征发病率（2 周至 17 岁）为 2.2/10 万 ~5.7/10 万（这些研究中的大多数儿童年龄小于 5 岁）[9]。而针对新生儿 ARDS 的流行病学资料尚不清楚，目前尚处于研究阶段。

在欧洲儿童与新生儿重症监护协会（European Society of Paediatric and Neonatal Intensive Care，ESPNIC）和欧洲儿童研究协会（ESPR）的支持下，2017 年国际性多中心多学科协助组在回顾儿童与成人 ARDS 诊断标准的基础上，比较了新生儿与其他年龄段 ARDS 在生物学、病理生理学及组织学上的特征，制定了相应的新生儿（nARDS）诊断标准（蒙特勒标准）。

nARDS 蒙特勒标准[10-11]（2017 版）如表 5.4 所示。

表 5.4　新生儿急性呼吸窘迫综合征蒙特勒标准（2017 年版）

项目	标准
起病情况	明确或可疑临床损伤后出现的急性发作（1 周内）
排除标准	ARDS、TTN 或先天性畸形引起的呼吸困难
肺部影像学	双侧弥散性不规则的透光度下降，渗出或白肺。这些改变不能为其他原因解释，如局部积液、肺不张、RDS、TTN 或先天性畸形
肺水肿原因	先天性心脏病无法解释的肺水肿（在无急性肺出血的情况下，则包括动脉导管未闭伴高肺血流）。心脏超声可用于证实肺水肿原因
氧合障碍	轻度 ARDS：$4 \leqslant OI < 8$
	中度 ARDS：$8 \leqslant OI < 16$
	重度 ARDS：$OI \geqslant 16$

新生儿急性呼吸窘迫综合征除了围产期因素（如胎儿窘迫、新生儿窒息、胎粪吸入、围产期感染），其他病因与成人或儿童基本一致。陈龙[12]等总结了 nARDS 有关的临床损伤因素，如表 5.5 所示。

表 5.5　新生儿急性呼吸窘迫综合征有关的临床损伤因素

分类		出生 1 周内	出生 1 周后	
			直接损伤因素	间接损伤因素
足月儿		宫内窒迫、窒息、羊水粪染、引起剖宫产的原因病毒感染等	严重肺部感染	脓毒症
			不适当的呼吸支持	坏死性小肠结肠炎
			肺出血	窒息
			胎粪 / 胃内容物 / 血性羊水吸入	寒冷损伤
早产儿	保胎 1 周内出生	宫内窒迫、窒息、羊水粪染、引起剖宫产的原因病毒感染等	严重肺液吸收障碍	脑损伤
			氧中毒	低血压
			低氧血症	输血 / 换血
	保胎 1 周后出生	导致保胎没有延续的原因，如母亲感染、胎儿宫内窒迫、羊水突然减少、病毒感染等	溺水	体外循环
			有毒气体吸入	弥散性血管内凝血
			病毒感染等	病毒感染等

2.1 新生儿 ARDS 的病理生理机制

直接或间接损伤因素引起广泛的肺组织炎症和继发性肺泡表面活性物质功能障碍；这种

表面活性剂的继发性损伤可能是由于分泌型磷脂酶 A2，它在 nARDS 中水解表面活性剂磷脂和触发炎症级联反应。其病理生理机制包括肺泡表面张力增加，从而增加肺弹性回缩、降低肺顺应性，最终导致异质性肺不张；这一过程常伴有肺内右向左分流和通气 – 血流失调，从而加重低氧血症。nARDS 的病理生理级联反应如图 5.12 所示[13]。

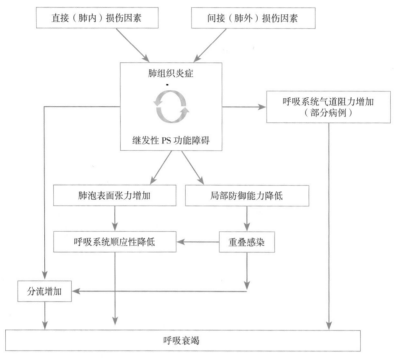

图 5.12　nARDS 的病理生理级联反应

　　注：肺内损伤因素包括局部感染，胆汁淤积导致胆汁性肺炎，毛细支气管炎，以及胎粪、血液、水、乳、胆汁或胃分泌物的吸入；肺外损伤因素包括败血症或全身炎症如胎儿炎症、绒毛膜羊膜炎、坏死性小肠结肠炎或围产期窒息

2.2 nARDS 诊断

　　nARDS 诊断的多种叠加[13]：①引起 nARDS 的原发病叠加于 RDS，在原发病开始或恶化后逐渐出现呼吸困难和青紫进行性加重，双肺呼吸音减低并可闻及细湿音。②胎龄的叠加：早产儿和足月儿均可发生 ARDS；此外 RDS 亦可进展成 ARDS。③原发病和 RDS 胸部 X 射线表现的叠加，nARDS 的胸部 X 射线片典型表现分为 4 级。Ⅰ级：双肺纹理增多、增粗、模糊，可见弥漫小片状浸润影伴代偿性肺气肿；Ⅱ级：双肺野大片状、不对称边缘模糊浸润影，以肺门部最为浓密；Ⅲ级：双肺透亮度普遍降低，呈磨玻璃样，伴粗大支气管充气征；Ⅳ级：

双肺野普遍密度增高，心影不清，呈白肺，为最重表现。④在 RDS 的呼吸衰竭血气分析诊断标准基础上叠加严重程度诊断，轻、中、重度 nARDS 的诊断标准分别为氧疗或无创通气情况下动脉血氧分压 / 吸入氧浓度为 200~299 mmHg、100~199 mmHg 和 < 100 mmHg，或有创通气时氧合指数 4.0~7.9、8.0~15.9 和 ≥ 16。

2.3 新生儿 ARDS 的治疗

（1）病因治疗：抗感染（针对细菌、病毒或真菌）。

（2）呼吸支持：研究指出，评估肺复张策略作为单独选择 PEEP 水平的方法的额外研究特别有价值[14]。

（3）PS 治疗[15-16]：PS 可改善 nARDS 氧合，可能会改善其预后。PS 治疗 nARDS 的效果与以下因素有关：不同的病因、肺损伤类型（直接或间接）、PS 给药时间和给药方式以及使用 PS 类型。对于 nARDS，PS 治疗效果不满意，主要有以下因素：①缺乏有效的 PS 弥散；②磷脂酶 A2 和其他炎症介质使表面活性剂失活；③ PS 剂量不够；④错误的试验设计（PS 使用时机、剂量及类型）。研究指出，使用稀释表面活性剂进行支气管灌洗（生理盐水和 PS 的支气管肺泡灌洗具有促进协同作用的优势，可以去除吸入物质，招募非通气肺泡和维持表面活性剂池），可使 PS 在气 / 液界面快速吸收，从而阻止病理性肺部疾病的进展，进而破坏炎症循环。目前已认识到表面活性剂的类型、给药时间和给药方法都在 ARDS 的治疗中发挥重要作用，有证据表明表面活性剂对 nARDS 有效且耐受性良好。

（4）吸入 NO：可以改善 nARDS 氧合，但不一定能降低死亡率[17]。

（5）一般支持治疗：营养支持，液体管理。

（6）挽救性治疗[18]：①体外膜肺（ECMO）适用指征：严重呼吸衰竭（OI > 40 且持续 > 4 小时，且未来 24 小时不会好转）；② CRRT：ARDS 导致顽固性酸中毒，CRRT 可减轻液体负荷，清除炎性介质；③激素：激素可减轻炎症反应，可用于难治性低氧血症。

三、总结

nARDS 治疗需要具体分析，对因施治。一般可根据病因将 nARDS 分为肺内和肺外两型。肺内因素如肺炎、吸入等原发病所致 nARDS，救治要积极查找病原或吸入证据，尽早做针对性抗炎治疗和呼吸道清理，施以呼吸支持和 PS 替代治疗可能有效。肺外因素如缺氧缺血、脓毒症、创伤等原发病所致 nARDS，全身多脏器功能损伤叠加于 RDS 之上，即使用 PS 或者体外膜肺氧合也仅能在一定时段改善低氧血症，而难以改善包括呼吸功能在内的多器官功能不全；此类 nARDS 需要对因治疗、高级呼吸支持技术和多器官支持手段的综合运用，才有可能真正改善预后。

[1] Bradford B F, Cronin R S, McKinlay C J D, et al. A diurnal fetal movement pattern: Findings from a cross-sectional study of maternally perceived fetal movements in the third trimester of pregnancy[J]. PLoS One, 2019, 14(6): e0217583.

[2] Smith C V, Davis S A, Rayburn W F. Patients' acceptance of monitoring fetal movement. A randomized comparison of charting techniques[J]. J Reprod Med, 1992, 37(2): 144-146.

[3] Maulik D, De A, Ragolia L, et al. Down-regulation of placental neuropilin-1 in fetal growth restriction[J]. Am J Obstet Gynecol, 2016, 214(2): 279.e1-279.e9.

[4] Wilcox G R, Trudinger B J, Cook C M, et al. Reduced fetal platelet counts in pregnancies with abnormal Doppler umbilical flow waveforms[J]. Obstet Gynecol, 1989, 73(4): 639-643.

[5] Linde A, Pettersson K, Rådestad I. Women's experiences of fetal movements before the confirmation of fetal death--contractions misinterpreted as fetal movement[J]. Birth, 2015, 42(2): 189-194.

[6] Winje B A, Røislien J, Frøen J F. Temporal patterns in count-to-ten fetal movement charts and their associations with pregnancy characteristics: a prospective cohort study[J]. BMC Pregnancy Childbirth, 2012, 12: 124.

[7] Devoe L D, Gardner P, Dear C, et al. The significance of increasing umbilical artery systolic-diastolic ratios in third-trimester pregnancy[J]. Obstet Gynecol, 1992, 80(4): 684-687.

[8] Society for Maternal-Fetal Medicine Publications Committee, Berkley E, Chauhan S P, et al. Doppler assessment of the fetus with intrauterine growth restriction[J]. Am J Obstet Gynecol, 2012, 206(4): 300-308.

[9] Matthay M A, Zemans R L, Zimmerman G A, el al. Acute respiratory distress syndrome[J]. Nature Reviews, 2019, 5: 18.

[10] 中国医师协会新生儿科医师分会 . "新生儿急性呼吸窘迫综合征"蒙特勒标准 (2017 年版) [J]. 中华实用儿科临床杂志 , 2017, 32(19): 1456-1458.

[11] De Luca D, van Kaam A H, Tingay D G, el al. The Montreux definition of neonatal ARDS: biological and clinical background behind the description of a new entity[J]. Lancet Respir Med, 2017, 5(8): 657-666.

[12] 陈龙 , 史源 . 新生儿急性呼吸窘迫综合征：从概念到实践 [J]. 中华实用儿科临床杂志 , 2019, 34(18): 1364-1367.

[13] 封志纯 , 赵喆 , 史源 . 读懂新生儿急性呼吸窘迫综合征的关键词：叠加 [J]. 中华围产医学杂志 , 2021, 24(4): 273-277.

[14] Bamat N, Fierro J, Wang Y, et al. Positive end-expiratory pressure for preterm infants requiring conventional mechanical ventilationfor respiratory distress syndrome or bronchopulmonary dysplasia[J].Cochrane Database Syst Rev, 2019, 2(2): CD004500.

[15] De Luca D, Cogo P, Kneyber M C, et al. Surfactant therapies for pediatric and neonatal ARDS: ESPNIC expert consensus opinion for future research steps[J]. Crit Care, 2021, 25: 75.

[16] Amigoni A, Pettenazzo A, Stritoni V, et al. Surfactants in acute respiratory distress syndrome in infants and children: past, present and future[J]. Clin Drug Investig, 2017, 37(8): 729-736.

[17] Gebistorf F, Karam O, Wetterslev J, et al. Inhaled nitric oxide for acute respiratory distress

syndrome (ARDS) in children and adults[J]. Cochrane Database of Systematic Reviews, 2016, 2016(6): CD002787.

[18] Meyer N J, Gattinoni L, Calfee C S, el al. Acute respiratory distress syndrome[J]. Lancet, 2021, 398(10300): 622-637.

病例 6 胎儿肥厚型心肌病的一体化管理

产　　科：唐　倩
新生儿科：徐　燕

【诊疗概述】

胎儿肥厚型心肌病（fetal hypertrophic cardiomyopathy，FHCM）是一类由于肌小节蛋白编码基因（或肌小节蛋白相关基因）变异，或遗传病因不明的，以左心室肌肥厚为特征的心脏疾病，需排除有明确证据证实其他心脏、系统性或代谢性疾病导致左室肥厚的情况。该疾病产前诊断率低，产前主要依靠胎儿心脏超声检查发现，大部分在出生后发现。该疾病可能进行性进展，出现流出道梗阻、心功能受损、心律失常、劳力性呼吸困难、晕厥、猝死等。有远期预后不良的风险，出生后根据具体情况，可以采用药物治疗，若出现流出道梗阻，可以考虑手术治疗，治疗方式包括经皮室间隔消融术、外科室间隔心肌切除术等，病情终末期可以考虑心脏移植术。

【诊疗经过】

一、产妇管理

梳理病史。

● 传某，女，28 岁，停经 39^{+1} 周，发现胎儿异常 2+ 天就诊。

● 病史：G1P0，自然受孕，NT 1.7 mm，早孕唐氏筛查低风险（21- 三体综合征风险值 1:7793），妊娠 24^{+3} 周胎儿系统彩超筛查提示胎儿心脏彩超未见明显异常；OGTT 4.1 mmol/L—7.6 mmol/L—6.3 mmol/L；入院前随访 4 次产科超声未提示胎儿心脏异常。

● 既往史无特殊，否认家族遗传病史。

MDT：
参与科室：心胸外科、围产儿外科、产科、产前诊断中心、超声科。
讨论胎儿心肌增厚原因、评估预后、终止妊娠指征及时机。

● 孕 38^{+6} 周（2021.2.3），常规产科彩超检查发现胎儿心脏异常，心脏大部分位于左侧胸腔，心尖指向左侧，心胸面积比约 0.41。心脏室壁增厚，左室壁厚约 0.72 cm，右室壁厚约 0.62 cm，室间隔厚约 0.96 cm，二、三尖瓣未见明显反流。提示：胎儿心脏增大，室壁增厚，卵圆孔开放受限。

● 当日门诊 MDT 结论：目前胎儿心肌增厚原因不明，而且处于晚孕期。需特别关注：①胎儿心脏功能有无异常表现；②胎儿心律有无异常；③胎儿心肌增厚原因。结合病史及辅助检查了解到胎儿目前仅表现为心肌增厚，未见血流异常、大脑中动脉及脐血流异常，未出现胎儿水肿、胎心率异常等。原则上可继续严密监测下待产，根据随访结果决定终止妊娠时机。但需交代待产过程中有胎儿心功能异常、胎儿心衰等可能。

● 孕 39^{+1} 周（2021.2.5），以"胎儿心脏异常"收入院。

● 2021.2.3 胎儿心脏超声如图 6.1—图 6.5 所示。

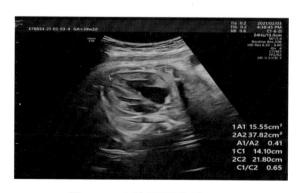

图 6.1　心胸面积比约 0.41

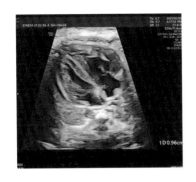

图 6.2 室间隔厚约 0.96 cm

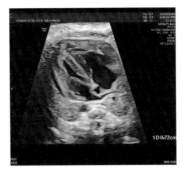

图 6.3 左室壁厚约 0.72 cm

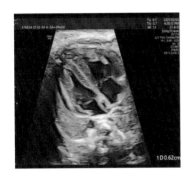

图 6.4 右室壁厚约 0.62 cm

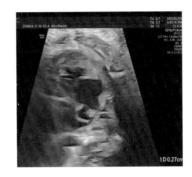

图 6.5 卵圆孔瓣开放
间距约 0.27 cm

终止妊娠：患者在妊娠足月后发现胎儿心脏超声异常，胎儿 B 超仅表现为心肌增厚，并未出现心功能异常、胎心率异常等，非绝对剖宫产指征，可在严密监测下阴道试产。但结合查体患者跨耻征可疑阳性，考虑相对头盆不称，短时间内不能经阴道分娩，超声提示胎儿卵圆孔开放受限，继续待产胎儿心衰风险，与患者及家属沟通，选择行剖宫产终止妊娠，有手术指征。

● 入院诊断：①胎儿心脏异常，肥厚型心肌病？②妊娠 39^{+1} 周孕 1 产 0，LO 待产。

● 入院后完善检查，查体跨耻征阳性，孕妇及家属无阴道分娩意愿，于入院当天行剖宫产终止妊娠。

● 2021.2.5，20:58 娩出一活女婴，新生儿外观无畸形，体重 3270 g，身长 49 cm，Apgar 评分 9 分（肤色扣 1 分）—10 分—10 分，新生儿因高危儿转新生儿科，产妇术后 3 天正常出院。

二、新生儿管理

● 体格检查：体温 36.2℃，呼吸 48 次 / 分，心率 138 次 / 分，哭闹时氧饱和度下降（80%~88%），伴唇周发绀，安静时 SPO$_2$ 98% 以上，上下肢血压无差异，神清、反应可，哭声有力，肤色红润，无呻吟、吸气性三凹征。前囟平软，双肺呼吸音粗、对称，未闻及明显啰音。心音有力、律齐，未闻及明显杂音。腹软，肠鸣音新生儿转 NICU。

正常，四肢肌张力正常，肢端稍凉，CRT 2 秒，股动脉、桡动脉搏动有力，原始反射顺利引出。

- 生后第 1 天心电图示：窦性心律，双室肥厚，ST-T 改变。生后第 4 天 24 小时动态心电图示：①窦性心律，最快窦性心室率 196 次 / 分；②多源室上性早搏总数 15 次；③单源室性早搏总数 3 次。

新生儿转 NICU。

- 心脏彩超示：①心脏室壁增厚：肥厚性心肌病？② PDA（3.2 mm）；③ PFO（2 mm）；④二、三尖瓣反流（轻度）；⑤肺动脉高压（轻度）；心脏室壁增厚，左室壁厚约 0.79 cm，右室壁厚约 0.73 cm，室间隔厚约 0.96 cm，房室大小测值及活动度尚可；EF（左室射血分数）71.7%，SV（每搏射血量）6.8 mL。肺动脉压 43 mmHg。

- 胸部 X 片示：心影增大，心胸比例 0.73，双肺渗出性改变。

酒石酸美托洛尔 0.8 mg bid 0.25mg/（kg·次）；营养心肌细胞、限液、监测血压、尿量等对症支持治疗。

- 心肌标志物：CK-MB 165.1 μg/L（0~3.1 μg/L），hsTnI 0.017 μg/L（0~0.016 μg/L），肌红蛋白 >1200 μg/L（0~106 μg/L），AST 135 U/L（0~40 U/L）。

- 诊断：①肥厚性心肌病？②室性早搏；③室上性早搏；④动脉导管未闭；⑤房间隔卵圆孔未闭。

- 平稳出院，儿童心内科随访。

【病例总结】

FHCM 产前诊断率低，产前主要依靠胎儿心脏超声检查发现，大部分在出生后发现。本例患者孕期规律产检，孕晚期超声发现胎儿心脏异常，适时终止妊娠。合并胎儿肥厚型心肌病孕妇孕期需关注：①胎儿心脏功能有无异常表现；②胎儿心律有无异常；③胎儿是否水肿；④积极寻找胎儿心肌增厚原因，排除有明确证据证实其他心脏、系统性或代谢性疾病，必要时完善基因染色体检查。孕期联合产科、围产儿外科、心胸外科、产前诊断中心、超声科等多学科协同管理，交代待产期间有胎儿心功能异常、胎儿心衰等风险，根据随访结果决定终止妊娠时机。针对终止妊娠方式，本病例胎儿仅表现为心肌增厚，并未出现心功能异常、胎心率异常等，非绝对剖宫产指征，可在严密监测下阴道试产。如出现胎心率异常、胎儿心脏功能异常、卵圆孔早闭、胎儿窘迫征象时则剖宫产终止妊娠。

HCM 的年发病率约为每 100000 儿童中 0.3~0.5 例；发病率最高的是不满 1 岁的婴儿，男童稍多见，HCM 占所有儿童心肌病病例的 25%~40%[1]。

一、临床表现

儿童 HCM 的症状和体征因年龄和伴随疾病差异巨大，临床表现与是否存在左室流出道（left ventricular outflow tract，LVOT）梗阻及其程度，以及与左心室肥厚程度多无明显相关。大多 HCM 患儿无症状，一项包含 80 例 HCM 患儿的队列研究显示患儿就诊的原因包括心脏杂音（53%）、HCM 家族史（15%）、基础综合征（6%）、充血性心力衰竭（8%）、心律失常症状（2%）、非特异性症状（16%）[2]；1 岁以内的患儿最常见的表现是单纯心脏杂音，有症状的婴儿也多表现为充血性心力衰竭的症状，如呼吸过速、喂养困难和生长缓慢，> 1 岁的患儿可能有腹痛、食欲下降、喂养不耐受、劳力性呼吸困难，活动后晕厥等表现[3-4]。

二、诊断

（1）疑似病例：当患儿有如下病史：①有 HCM 家族史；②常与 HCM 相关的全身性疾病，如 Noonan 综合征等；③在行心脏超声评估心脏杂音或其他心脏症状后疑似 HCM，应临床疑诊 HCM，进而行诊断性检查[5]。

（2）诊断性检查：①心电图：所有考虑 HCM 诊断的患儿都要行心电图，HCM 患儿的典型心电图表现包括电压明显升高伴局部或广泛复极异常；②超声心动图：所有考虑 HCM 诊断的患者都要接受全面的经胸壁超声心动图评估收缩和舒张功能、有无 LVOT 压力差及其严重程度和二尖瓣反流程度；③基因检查：所有 HCM 患儿行基因检测，除非临床上怀疑是其他原因引起的继发性 LVH（如高血压）；④其他：包括运动试验、心脏磁共振成像等。

需除外负荷增加，如先天性心脏病、高血压、主动脉瓣狭窄等引起的左室壁增厚或全身疾病[5-9]。

三、治疗

目前尚无医学治疗可阻止疾病进展；治疗目标是减轻症状，降低 LVOT 压差，保留左室功能，以及延长生存期[10-11]。

无症状的患儿通常无须治疗，需长期随访。

药物治疗：目前尚无针对 HCM 药物治疗的大型随机试验，亦无开始治疗的确切时机，对年龄较小的患者判断症状存在困难，实践中会对所有存在症状的患者开展治疗，也会对轻度以上 LVOT 压差（安静时 > 25 mmHg）的无症状患者予以治疗；儿童 HCM 患者最常使用 β 受体阻滞剂，有时也会使用非二氢吡啶类钙通道阻滞剂（如维拉帕米）和丙吡胺。由于新生儿和婴儿使用维拉帕米有呼吸暂停、低血压和心搏骤停的风险，所以维拉帕米应避免用于 12 月龄以下婴儿。

避免容量不足：容量不足往往会减少每搏输出量和增加 LVOT 压差，或者在血容量正常没有 LVOT 压差时诱发出现 LVOT 压差，从而导致低血压、头晕目眩和晕厥。

避免使用可能有害的药物：血管扩张剂（如 ACEI、ARB）、二氢吡啶类钙通道阻滞剂、利尿剂、地高辛等。

非药物治疗：对于最大耐受量药物治疗效果，先前有难治性症状和 / 或持续性重度 LVOT 梗阻（即 LVOT 压差 ≥ 50 mmHg）的患者，可考虑非药物治疗，包括：①外科切除术：经药物治疗无效或不能耐受，在有 LVOT 梗阻的情况下持续存在限制功能的心衰症状，可考虑外科切除术，但年龄较小的儿童行外科切除术后，LVOT 梗阻缓解不充分的发生率较高；②消融术，但罕有报道。

心脏移植：心肌收缩功能进行性降低时，可考虑行心脏移植。

四、长期管理及预后

诊断为 HCM 但无 LVOT 梗阻和心律失常证据的患者仅需定期随访，通常无须药物治疗。

生长发育情况：生长迟滞可能是小婴儿和儿童心衰的主要临床征象。

定期预防接种：应接受所有常规儿童期疫苗接种，包括肺炎球菌和每年的流感疫苗。此外，符合条件的婴儿应接种呼吸道合胞病毒疫苗。

适当限制活动：避免参加高强度运动，一般认为适度中等强度和多种低强度娱乐性活动是安全的。

　　HCM 患儿的预后取决于诊断时的年龄和症状严重程度以及是否有共存疾病；婴儿以及先天性代谢缺陷病和先天性畸形综合征患者发生 HCM 时，预后较差；最常见的死因是心衰和其他非心脏性猝死病因[12]。

参考文献

[1] Colan S D, Lipshultz S E, Lowe A M, et al. Epidemiology and cause-specific outcome of hypertrophic cardiomyopathy in children: findings from the Pediatric Cardiomyopathy Registry[J]. Circulation, 2007, 115(6): 773-781.

[2] Nugent A W, Daubeney P E, Chondros P, et al. Clinical features and outcomes of childhood hypertrophic cardiomyopathy: results from a national population-based study[J]. Circulation 2005, 112(9): 1332-1338.

[3] Wilkinson J D, Lowe A M, Salbert B A, et al. Outcomes in children with Noonan syndrome and hypertrophic cardiomyopathy: a study from the Pediatric Cardiomyopathy Registry[J]. Am Heart J, 2012, 164(3): 442-448.

[4] Maurizi N, Passantino S, Spaziani G, et al. Long-term outcomes of pediatric-onset hypertrophic cardiomyopathy and age-specific risk factors for lethal arrhythmic events[J]. JAMA Cardiol, 2018, 3(6): 520-525.

[5] Maron B J, Gardin J M, Flack J M, et al. Prevalence of hypertrophie cardiomyopathy in a generalpopulation of young adults.Echocar- diographic analysis of 4111 subjects in the CARDIA Study.Cor- onary artery risk development in(young) adults[J]. Circulation, 1995, 92(4): 785-789.

[6] Ullal A J, Abdelfattah R S, Ashley E A, et al. Hypertrophic car-diomyopathy as a cause of sudden cardiac deathin the young:a meta-analysis[J]. Am J Med, 2016, 129(5): 486-496.

[7] 张艳敏, 李自谱, 韩玲, 等. 中国儿童肥厚型心肌病诊断的专家共识[J]. 中国实用儿科杂志, 2019, 34(5): 329-334.

[8] 中华医学会儿科学分会心血管学组, 中华儿科杂志编辑委员会. 儿童心肌病基因检测建议[J]. 中华儿科杂志, 2013, 51(8): 595-597.

[9] 中华医学会心血管病学分会中国成人肥厚型心肌病诊断与治疗指南编写组, 中华心血管病杂志编辑委员会. 中国成人肥厚型心肌病诊断与治疗指南 [J]. 中华心血管病杂志, 2017, 45(12): 1015-1032.

[10] Veselka J, Anavekar N S, Charron P. Hypertrophic obstructive cardiomyopathy[J]. Lancet, 2017, 389(10075): 1253-1267.

[11] Gersh B J, Maron B J, Bonow R O, et al. 2011 ACCF/AHA guideline for the diagnosis and treatment of hypertrophic cardiomyopathy: executive summary: a report of the American College of Cardiology Foundation/American Heart Association Task Force on Practice Guidelines[J]. Circulation, 2011, 124(24): 2761-2796.

[12] Lampert R, Cannom D. Sports participation for athletes with implantable cardioverter-defibrillators should be an individualized risk-benefit decision[J]. Heart Rhythm, 2008, 5(6): 861-863.

病例 7 新生儿晚发型无乳链球菌感染的管理

» 病例提供者

产　　科：杨　勇

新生儿科：邓　睿

【诊疗概述】

无乳链球菌（group B streptococci，GBS）又称 B 族链球菌，是一种常存在于女性生殖器官及胃肠道的革兰阳性球菌。GBS 在围产期感染中占据重要地位，是欧美国家新生儿感染的首位病原菌，新生儿由于受到母亲在分娩前或分娩期间垂直传播的影响，可导致严重感染，病死率及致残率较高。近年来我国新生儿 GBS 感染引起的败血症和化脓性脑膜炎发病率均呈上升趋势[1]。GBS 感染分早发型和晚发型两种。早发型指出生 0~7 天内的感染，晚发型指生后 7 天 ~3 个月的感染，早发型感染以呼吸困难为主要表现，少数可引起化脓性脑膜炎；晚发型感染以高热为首发症状，多数合并化脓性脑膜炎[2]。

【诊疗经过】

一、产妇管理

- 孕 38⁺⁵ 周，因"阴道流液 1 小时"就诊，以"胎膜早破"收入院。
- 入院诊断：①胎膜早破；②链球菌带菌者；③异常胎盘：胎盘增厚？④妊娠 38⁺⁵ 周，孕 4 产 1，LO 先兆临产。
- 病史如表 7.1 所示。

表 7.1　病史检查及产科处理

项目	检查结果	产科处理
分娩 GBS 感染胎儿史	无	
不规则抗体	阴性	
TORCH	未查	
NT	正常	
无创基因	低风险	
系统超声	左侧子宫动脉舒张早期可见切迹	口服阿司匹林 100 mg 至 34 周
GBS	GBS-DNA（＋）	临产后予克林霉素 0.9 g ivgtt q8h
感染指标	正常	
产科彩超	胎盘局限性增厚（5.4 cm）	

> 孕妇 GBS（＋）。
> 围生期无其他高危因素。
> 入院后立即予克林霉素预防。
> 孕妇系二胎，产程时间短，抗生素预防至胎儿娩出小于 5 h。

- 入院后予监测孕妇体温、脉搏，完善血常规、CRP、PCT、肝肾功、床旁彩超、胎心监护等相关检查，均未见异常，予克林霉素 0.9 g 预防感染。
- 于入院当日 03：00 出现规律宫缩，05：30 宫口开全，05：58 经阴道顺娩一活女婴，重 3250 g，Apgar 评分 10 分—10 分—10 分，羊水 300 mL，0 度。产程进展顺利，胎膜破裂至胎儿娩出共约 3 小时 58 分。
- 产后 1 天，产妇复查血常规示：白细胞 8.6×10^9/L、中性粒细胞百分率 85.7%，予出院休息。

二、新生儿管理

- 主诉：神萎、嗜睡、纳差 10+ 小时。

- 现病史：女，日龄 10+d。入院前 10+ 小时出现神萎、嗜睡，偶有呻吟、气促，伴拒奶，尿量减少，大便黄糊状，无发热、寒战，无尖叫、抽搐、双目凝视，无腹胀、腹泻，无鼻阻、流涕、咳嗽，无发绀，无皮疹及瘀斑瘀点。母乳喂养，母亲 4+ 天前有发热伴腹泻，最高温度 39℃。

> 生后 10+ 天入院。
> 以发热、神萎、嗜睡、纳差为主要表现，伴有前囟膨隆、肌张力改变、尖叫、颈阻阳性等神经系统体征。
> 母亲孕晚期。
> GBS 阳性，分娩前 2 小时予以克林霉素治疗。

- 生产史：胎龄 38^{+5} 周，阴道分娩，出生体重 3250 g；胎膜早破 2+ 小时，羊水、脐带、胎盘均正常，Apgar 评分均 10 分。生后母婴同室，生后 29 小时监测血常规、CRP 正常，无异常临床表现随母出院。

- 母孕史：孕晚期 GBS（+），感染指标正常，分娩前 2 小时予以克林霉素治疗。

- 入院查体：体温 38.1℃，呼吸频率 60 次/分，心率 170~190 次/分，血压 86/62（72）mmHg，神清、反应差，哭声欠有力。前囟膨隆，张力稍高，稍激惹，偶有尖叫。双肺呼吸音粗，对称。心音有力、律齐。腹软不胀，肠鸣音减弱，0~1 次/分。肢端暖，CRT 3 秒，动脉搏动有力。下肢肌张力稍增高，颈阻阳性，原始反射减弱。

- 入院主要诊断：①新生儿败血症？（GBS）；②新生儿化脓性脑膜炎？（GBS）。

- 辅助检查：

（1）炎症指标如表 7.2 所示。

表 7.2　炎症指标

日龄 (d)	WBC (×10⁹/L)	N (%)	L (%)	PLT (×10⁹/L)	Hb (g/L)	HCT (%)	CRP (mg/L)	PCT (ng/mL)	I/T (%)
1+	21.2	69.7	21.1	367	169	46.1	<1.67	—	—
10+	2.9	64.3	27.2	248	140	39.2	48.86	175.19	29
11+	6.7	65.3	28.4	183	115	32.4	>150	>200	48
12+	16.6	75.7	16.6	212	96	26.7	>150	102.53	30
13+	15.5	57.3	27.8	258	94	27	78.17	—	23
16	18.9	56.9	30.5	529	101	28.7	19.02	1.22	—
20	14.5	50.4	38.6	909	102	30.5	7.72	—	6
24	13.2	39.5	49.6	787	112	33.4	2.71	—	6

（2）脑脊液检查如表 7.3 所示。

表 7.3 脑脊液检查

日龄 (d)	常规					生化			涂片	培养
	蛋白	总细胞数 （10⁶/L）	白细胞 （10⁶/L）	多核细胞 （%）	单核细胞 （%）	糖 （mmol/L）	Cl （mmol/L）	蛋白 （g/L）		
10+	+++	1470	1468	58	42	<0.1	121	3.41	（－）	GBS
12+	++	5120	3030	77	23	0.3	123	2.74	G+ 球菌	（－）
16+	++	500	460	65	35	0.5	122	2.61	（－）	（－）
23+	++	118	76	47	53	1.2	127	2.02	（－）	（－）

（3）病原学检查如表 7.4 所示。

表 7.4 病原学检查

血培养	血液	尿培养	大便培养	咽拭子	脑脊液培养
GBS（＋）	HSV I–DNA（－）	（－）	EV–RNA（－） 无致病菌生长	GBS（－） HSVII–DNA（－）	GBS（＋）

（4）药敏试验如表 7.5 所示。

表 7.5 药敏试验

培养菌株	名称	检验值	单位	参考值
涂片：革兰染色找到革兰阳性球菌				
无乳链球菌（B 群）	青霉素	≤ 0.03	μg/mL	敏感
	阿莫西林	≤ 0.25	μg/mL	敏感
	头孢噻肟	≤ 0.5	μg/mL	敏感
	头孢吡肟	≤ 0.5	μg/mL	敏感
	美洛培南	≤ 0.06	μg/mL	敏感
	万古霉素	≤ 0.5	μg/mL	敏感
	替考拉宁	≤ 1	μg/mL	
	克林霉素	> 1	μg/mL	耐药
	红霉素	> 4	μg/mL	耐药
	左氧氟沙星	≤ 0.5	μg/mL	敏感
	莫西沙星	≤ 0.25	μg/mL	
	四环素	> 8	μg/mL	耐药
	氯霉素	≤ 2	μg/mL	敏感
	利奈唑胺	≤ 1	μg/mL	敏感
	甲氧苄啶 / 磺胺甲恶唑	2/38	μg/mL	

（5）头颅 MRI 如图 7.1 所示。

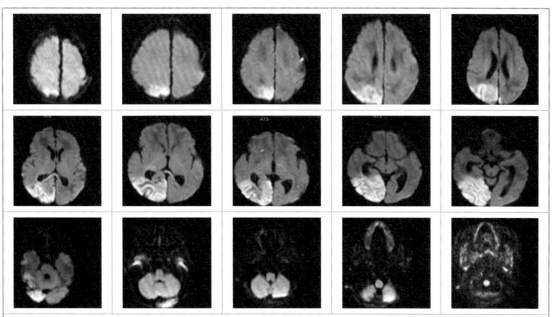

13+d 头颅 MRI 示：① 右侧额颞顶枕叶、胼胝体压部、丘脑后份及左顶叶异常信号影，以右枕顶叶为著，考虑脑梗死可能；
② 右侧颞顶枕部蛛网膜下腔出血

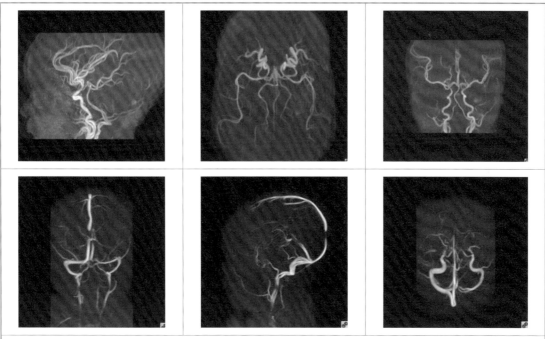

13+d 头颅 MRA 示：① 左侧胚胎型大脑后动脉，余头颅 MRA 未见异常；
② 上矢状窦局部明显变窄，左侧横窦及乙状窦较右侧稍细

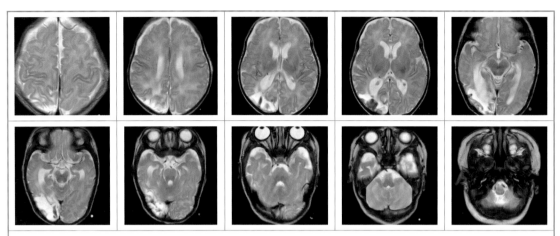

24 d 头颅 MRI 示：① 右侧额颞顶枕叶异常信号，较前部分软化，右侧脑室增宽；
② 双侧小脑半球异常信号，考虑含铁血黄素沉积

图 7.1 头颅 MRI

（6）aEEG 如图 7.2 所示。

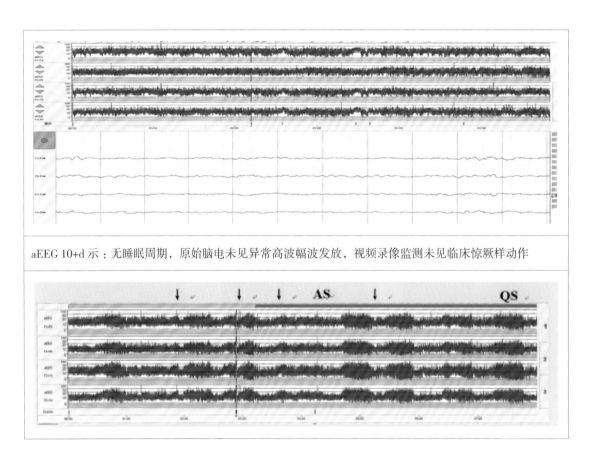

aEEG 10+d 示：无睡眠周期，原始脑电未见异常高波幅波发放，视频录像监测未见临床惊厥样动作

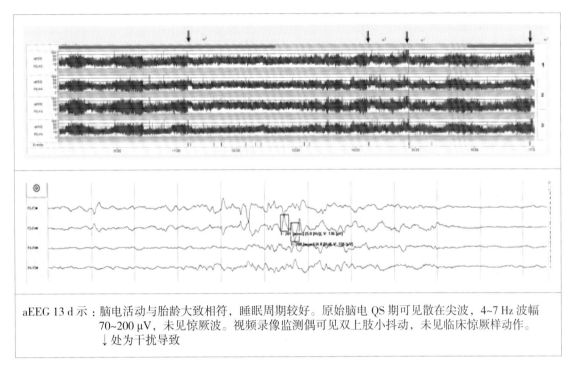

aEEG 13 d 示：脑电活动与胎龄大致相符，睡眠周期较好。原始脑电 QS 期可见散在尖波，4~7 Hz 波幅 70~200 μV，未见惊厥波。视频录像监测偶可见双上肢小抖动，未见临床惊厥样动作。↓处为干扰导致

图 7.2　aEEG

（7）头颅超声如表 7.6 所示。

表 7.6　头颅超声

日期	结果
3.23（10 d）	透明隔腔未闭
4.2（20 d）	右侧侧脑室稍增宽（1.4 cm）；透明隔腔未闭

●主要治疗：

（1）抗感染：氨苄西林 [50 mg/（kg·次），q8h]×2 天；青霉素 [1.25 万单位 /（kg·次），q6h]×15 天，头孢他啶 [50 mg/（kg·次），q8h]×12 天抗感染。

（2）入院时结合母亲腹泻、发热病史，不排除李斯特菌及革兰氏阴性杆菌感染，经验性予以氨苄西林联合头孢他啶抗感染；血培养结果示 GBS，即将氨苄西林改为青霉素，但在病原菌明确后应及时停用头孢他啶。

●出院评估：

（1）神经系统：临床无发热、神萎、惊厥等神经系统异常表现，NBNA 33 分，TIMP P16~P25，GMs 正常。

（2）呼吸系统：呼吸平稳。

（3）心血管系统：正常。

（4）听力：AABR 双耳通过。

●出院主要诊断：①新生儿化脓性脑膜炎（GBS）；②新生儿晚发型败血症（GBS）；③新生儿脑梗死；④蛛网膜下腔出血。

●出院随访：①纳入高危新生儿回访系统；②1 月后复查头颅 MRI；③神经运动发育监测，NBNA、GMs、InfanB 等；④听力随访：AABR。如表 7.7、图 7.3 所示。

表 7.7　随访检查结果

	TIMP	20 项	头颅超声/MRI	处置
2021.4.20（38 d）	P25	6.20	①双侧侧脑室后角稍增宽（左侧 1.9 cm，右侧 2.9 cm）；②左侧脉络丛内小囊肿（0.3 cm×0.3 cm）	脑积水，建议神经外科就诊
2021.5.18（66 d）	<P10	1.7	等候院外完善头颅 MRI	建议神经外科就诊
2021.5.24（72 d）			头颅 MRI 提示幕上脑室扩张明显，合并右侧顶枕叶软化萎缩伴穿通畸形可能	重庆医科大学附属儿童医院神经外科建议手术？

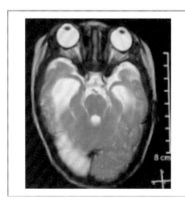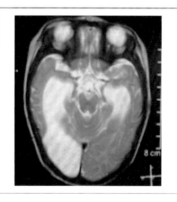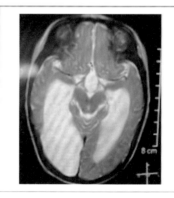

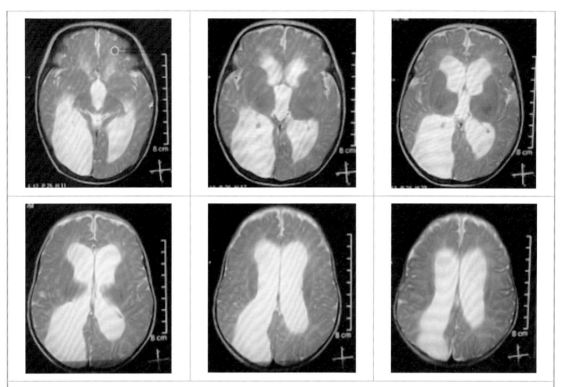

重庆医科大学附属儿童医院，2021.5.24，72 d 头颅 MRI 示：幕上脑室扩张明显，合并右侧顶枕叶软化萎缩伴穿通畸形可能

图 7.3 头颅 MRI

【病例总结】

B 族链球菌的生殖道定植是妊娠期绒毛膜羊膜炎、产后子宫内膜炎、早产、胎膜早破、新生儿败血症的主要原因。全球每年大约有 2200 万女性确诊携带有 GBS，15%~30% 孕妇合并有生殖道及胃肠道的 B 族链球菌定植，其中 41 万新生儿发生感染，最终会导致 14.7 万死产及新生儿死亡[3]。20 年前美国开始对所有围产期孕妇常规行 B 族链球菌的筛查，使新生儿早发型 B 族链球菌的感染率降低了约 80%。2020 年美国妇产科医师协会（American College of Obstetriciansand Gynecologists，ACOG）再次更新围产期 GBS 的预防指南，将筛查起始时间更改为孕 36 周，并指出细菌培养法筛查优于基于危险因素的筛查方案（英国皇家妇产科学院不建议普查 GBS，推荐危险因素筛查）。无论哪种分娩方式，均应在孕 36~37+6 周进行 GBS 筛查，除外孕期已明确诊断 GBS 菌尿，或既往有 GBS 感染新生儿分娩史[4]。重庆市妇幼保健院目前已对所有孕妇开展生殖道 GBS 的定植检测，但是采用 B 族链球菌的核酸检测，其准确度及药敏方面存在一定限制。

一、妊娠合并 GBS 的早期干预及预防

产程中预防性使用抗生素的指征：（1）产前 GBS 阳性；（2）妊娠期 GBS 菌尿；（3）既往有 GBS 感染新生儿分娩史；（4）GBS 定植不详但合并以下任一情况：①早产，②胎膜破裂时间 > 18 h，③体温 ≥ 38 ℃，④产程中 NAAT 提示 GBS 阳性，⑤既往妊娠期 GBS 阳性。在药物选择方面，我国同美国及欧洲指南一致，首选青霉素 G，氨苄西林作为二线用药，对青霉素过敏患者，如无严重过敏表现，可应用头孢唑林进行预防，若出现严重过敏反应，建议孕期筛查的同时检测 GBS 的药物敏感性，如果均敏感，推荐采用克林霉素 900 mg 静脉滴入，每 8 h 使用 1 次。若对于克林霉素耐药则建议使用万古霉素[5]。但是预防性使用抗生素仅仅能预防早发型感染，新生儿晚发型感染发生率仍然无明显下降，从源头控制 GBS 的生殖道定植，才能真正降低 GBS 导致的新生儿不良结局。因此，GBS 相关疫苗能否作为一种简便、安全、有效的替代方案，已成为近年研究的热点。本病例孕妇在夜间皮试条件不满足的情况下，输注克林霉素预防新生儿感染，但仅对 GBS 进行定性检测，其对克林霉素的药物敏感性无法确定，是否能达到预防效果未知，因此需要进一步规范 GBS 孕妇的筛查方式及抗生素使用。

二、妊娠合并 GBS 的分娩方式

新生儿感染 GBS 的途径主要是分娩过程中的母婴垂直传播，出生后 7 天内发生 GBS 感染称为早发型 B 族链球菌感染，多由分娩过程中或破膜后母婴垂直传播所致，大约占新生儿

的 0.57‰，其预后及死亡率均较晚发型增高[6]；出生后 7 天到 2~3 个月则称为晚发型 B 族链球菌病，多由于母婴水平传播或院内外其他传染源接触感染。因此，无论早发型还是晚发型感染，其主要途径仍是母婴传播，阴道试产过程中规范使用抗生素可以阻断这一传播途径。而目前针对 GBS 携带的孕妇采取何种催引产方式，尚缺乏高质量的前瞻性研究，有学者报道宫颈扩张球囊引产并没有增加宫内感染及新生儿死亡的发生率，仅发现球囊保留时间过长会增加孕妇产褥期感染风险，但是没有随访新生儿晚发型 B 族链球菌的发病情况[7]。本病例为晚发型感染，潜伏期长，目前还没有有效预防方法，且其感染来源不明确，给予 GBS 阳性孕妇出院后的健康指导是否能降低新生儿感染的发生，目前缺乏证据及指南规范，仍需要大样本量的前瞻性研究。

三、新生儿 GBS 感染

新生儿 GBS 感染全球总体发病率为 0.49/1000 活产[8]，迄今为止中国 16 个省市 18 家三级医院开展的最大规模的基于人群的 GBS 疾病负担监测研究（2015—2017 年），3 个月婴儿的 GBS 总发病率为 0.31/1000 活产，我国早发和晚发 GBS 疾病的发病率分别为 0.18/1000 活产和 0.13/1000 活产[9]，早发型感染的患病率和病死率明显高于晚发型。早发型感染与垂直传播明显相关，对于 GBS 阳性母亲，产时预防性给予抗生素，成功地减少了早发型感染发病率，但不能减少晚发型感染的发生率[8]。美国 CDC 及欧洲均推荐预防 GBS 的抗生素首选青霉素 G，氨苄西林是二线药物，对青霉素过敏患者，如无严重过敏表现，可用头孢唑林；若出现严重过敏反应，建议孕前检查同时检测 GBS 对克林霉素和红霉素的敏感性，如果均敏感可采用克林霉素。若对克林霉素耐药则建议使用万古霉素。该患儿母亲 GBS 阳性，由于夜间就诊，医院条件限制夜间不能做青霉素皮试，分娩前 2 小时选用二线药物克林霉素预防感染。近年来 GBS 耐克林霉素和红霉素菌株的检出率逐步上升，文献报道我国 GBS 耐克林霉素和红霉素的水平可高达 87.5% 和 92.5%[10]。尽管该病例药敏实验提示 GBS 对克林霉素耐药，但产前抗生素并不影响晚发型感染的发生。

对于 GBS 阳性母亲，如产前 4 小时以上接受一线抗生素预防感染，产儿科医生加强新生儿观察至少 48 小时；如母亲产前预防不充分（用药后不足 4 小时出生或未使用抗生素），产儿科医生加强观察至少 48 小时，同时动态监测炎症指标。48 小时后新生儿无临床表现，随母亲出院；若出现异常临床表现，转新生儿科进一步检查及治疗。产前抗生素对于晚发型 GBS 感染没有保护作用，表明母亲 GBS 的持续存在可能是患儿晚发型 GBS 感染的基础。晚发型 GBS 感染机制不完全清楚，主要通过水平接触传播，该患儿可能传播途径是污染的母乳喂养。GBS 感染的母乳是否需要消毒，目前的指南、临床经验、共识等都没有作出规范。大部分研究建议停止或暂时停止母乳喂养，可以通过给母亲使用抗生素来根除母乳中的 GBS，成功的抗生素方案包括利福平 ×7 天或阿莫西林 ×（7~10）天[11]。

GBS 化脓性脑膜炎临床表现为非特异性，易引起神经系统并发症和后遗症。本患儿以"发热、神萎、嗜睡、纳差"为主要表现，伴有前囟膨隆、肌张力改变、尖叫、颈阻阳性等神经系统体征，脑脊液有核细胞数、蛋白升高，葡萄糖下降。头颅 MRI 提示额颞顶枕叶及小脑受损，NBNA 评分及 TIMP 检查异常，远期预后需长期随访。GBS 化脓性脑膜炎发病时常以败血症为首发表现，来院时均存在明显中毒症状，故病程初期一般联用抗生素，3 d 左右血培养或脑脊液细菌培养报告阳性球菌，同时复查脑脊液，根据临床表现及实验室指标调整抗生素[12]。关于抗生素使用疗程，不同文献建议 GBS 化脓性脑膜炎疗程有差异，一般为 2~3 周，本病例选取青霉素联合头孢他啶抗感染 2 周，复查脑脊液及感染指标、神经系统异常体征好转出院，新生儿随访门诊长期随访。

四、总结

新生儿 GBS 脑膜炎临床症状不典型，但炎症指标及脑脊液改变明显，住院时间长、费用高，并发症发生率高。应全面开展妊娠妇女 GBS 筛查和新生儿 GBS 预防，加强炎症指标监测。临床上对于新生儿出现高热、炎症指标明显升高时，应警惕 GBS 脑膜炎可能，需及早完善腰穿检查。一旦检测证实，应尽早给予强有效、足量、足疗程的抗菌治疗，并对并发症进行严密监测，改善预后。

参考文献

[1] 林罗娜，林立，温顺航，等. 儿童细菌性脑膜炎 100 例病原分布及耐药分析 [J]. 临床儿科杂志，2016, 34(2): 105-110.

[2] Jauneikaite E, Kapatai G, Davies F, et al. Serial clustering of late onset group B streptococcal infection in the neonatal unit: A genomic Re-evaluation of Causality[J]. Clin Infect Dis, 2018, 67(6): 854-860.

[3] Vornhagen J, Adams Waldorf K M, Rajagopal L. Perinatal Group B Streptococcal infections: virulence factors, immunity, and prevention strategies[J]. Trends Microbiol, 2017, 25(11): 919-931.

[4] Prevention of Group B Streptococcal Early-onset disease in newborns: ACOG committee opinion, Number 797[J]. Obstet Gynecol, 2020, 135(2): e51-e72.

[5] 王超，赵扬玉. 规范临床用药，改善母婴结局：美国《预防新生儿早发型 B 族链球菌病：ACOG 委员会共识》解读 [J]. 协和医学杂志，2020, 11(4): 402-407.

[6] Heath P T, Balfour G, Weisner A M, et al. Group B Streptococcal disease in UK and Irish infants younger than 90 days[J]. Lancet, 2004, 363(9405): 292-294.

[7] Place K, Rahkonen L, Nupponen I, et al. Vaginal streptococcus B colonization is not associated with increased infectious morbidity in labor induction[J]. Acta Obstet Gynecol Scand, 2021, 100(8): 1501-1510.

[8] Madrid L, Seale A C, Kohli-lynch M, et al. Infant Group B Streptococcal disease incidence and serotypes worldwide: systematic review and meta-analyses[J]. Clin Infect Dis, 2017, 65(suppl 2): S160-S172.

[9] Ji W, Liu H, Madhi S A, et al. Clinical and molecular epidemiology of invasive Group B Streptococcus disease among infants, China[J]. Emerg Infect Dis, 2019, 25(11): 2021-2030.

[10] Wang P, Ma Z, Tong J, et al. Serotype distribution, antimicrobial resistance, and molecular characterization of invasive group B Streptococcus isolates recovered from Chinese neonates[J]. Int J Infect Dis, 2015, 37: 115-118.

[11] Zimmermann P, Gwee A, Curtis N. The controversial role of breast milk in GBS late-onset disease[J]. J Infect, 2017, 74(suppl 1): S34-S40.

[12] 杨欢欢, 李菁. 新生儿无乳链球菌败血症合并脑膜炎 12 例临床分析 [J]. 临床儿科杂志, 2016, 34(3): 181-184.

病例 8 三胎妊娠的管理

» 病例提供者

产　　科：罗淑娟
新生儿科：刘倩妤

【诊疗概述】

一次妊娠同时有两个或两个以上胎儿者称为多胎妊娠，其中以双胎妊娠最多见，三胞胎、四胞胎及以上少见。有文献报道，自然妊娠多胎的发生率公式为 $1:89^{(n-1)}$，其中 n 代表一次妊娠的胎儿数[1]。近年来，随着促排卵药物的应用以及辅助生育技术试管婴儿的临床应用逐渐增多，多胎妊娠的发生率明显增多。妊娠合并症的发生率与胎数呈正相关[2]，胎数越多，越容易导致早产，早产胎龄亦越小[3]。三胎以上早产率接近 100%，这对三胎妊娠的综合管理提出了更高要求。多胎妊娠不仅增加母亲身体负担和早产风险，而且由于出生时胎儿之间相互影响还易发生宫内窘迫、胎盘剥离、脐带脱垂等情况；多胎儿发生宫内窘迫、窒息、肺部感染、败血症、颅内出血等并发症比例增高，需要辅助呼吸、气管插管等医疗护理技术概率高于单胎儿；多胎妊娠新生儿围产期死亡率达 10%~12%，双胎死亡率比单胎儿高 4 倍，3 胎儿、4 胎儿死亡率更高[4]。因此，加强多胞胎早产儿围产期管理，尽可能降低死亡率以及严重并发症发生率，对于提高早产儿的生存质量尤为重要。

【诊疗经过】

一、产妇管理

- 初孕妇，女，23 岁，未婚，自然受孕，孕 32 周，因"停经 32 周，发现宫口扩张 1 小时"就诊，以"先兆早产"收入院。
- 既往史：无特殊。身高 155 cm，基础体重 55 kg，孕期体重增加 28 kg。
- 入院诊断：①先兆早产；②三胎妊娠（双绒毛膜三羊膜囊）；③妊娠合并中度贫血；④横位（丙胎）；⑤妊娠 32 周，孕 1 产 0，RO/LO/RSc。
- 病史如表 8.1 所示。

系自然受孕。
孕期中度贫血，口服多糖铁复合物。
围生期无其他高危因素。
妊娠 30^{+4} 周地塞米松促胎肺成熟一疗程。

表 8.1　病史检查及产科处理

项目	检查结果	产科处理
不规则抗体	阴性	
甲功	正常	
NT	正常	
OGTT	正常	
无创基因	未做	
羊水穿刺	未做	
系统超声	未做	
感染指标	正常	
产科彩超	三胎（两头一横位），宫颈管完全开放，宫颈外口宽 0.8 cm	

- 入院后予监测孕妇胎心、胎动，完善血常规、CRP、PCT、肝肾功、等相关检查，血红蛋白 96 g/L，余均未见异常，予硫酸镁抑制宫缩。
- 于入院第二日 15：00 出现不规律宫缩，15：40 查体宫口开大 1+cm，行剖宫产术，于 19：32 娩出一活男婴，重 1920 g，Apgar 评分 9 分（呼吸扣 1 分）—9 分（呼吸扣 1 分）—9 分（呼吸扣 1 分）；于 19：36 娩出一活男婴，体重 1600 g，Apgar 评分 10 分—10 分—10 分；

于 19:38 娩出一活男婴，体重 1780 g，Apgar 评分 8 分（呼吸扣 1 分、肤色扣 1 分）—9 分（呼吸扣 1 分）—9 分（呼吸扣 1 分），羊水共 1200 mL，0 度。手术顺利，术毕检查甲、乙胎胎盘为一个，甲乙胎胎盘与丙胎胎盘间可见分隔。

● 术后第 3 天，产妇恢复良好，复查血常规示：白细胞 $9.3 \times 10^9/L$，血红蛋白 79 g/L，中性粒细胞百分率 72.4%，予出院，院外口服多糖铁复合物 150 mg qd 补铁纠正贫血。

● 胎盘灌注结果如图 8.1 所示。

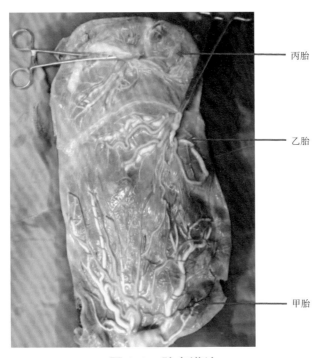

丙胎

乙胎

甲胎

图 8.1　胎盘灌注

二、新生儿管理

● 母妊娠情况：G1P1，自然受孕，胎龄 32^{+1} 周，双绒毛膜三羊膜囊，因"三胎妊娠"未临产剖宫产，无胎膜早破，产前胎心正常，产前无发热，妊娠合并轻度贫血，否认其他合并症。分娩前 10 天正规使用地塞米松促胎肺成熟 1 疗程，硫酸镁 80 mL。孕期无特殊用药。

转 NICU。

● 三胞胎均为男性，生产史情况如表 8.2 所示。

表 8.2　三胞胎生产史

分娩情况＼胎次	甲胎	乙胎	丙胎
出生体重	1920 g	1600 g	1780 g
适于胎龄儿	是	是	是
羊水、胎盘、脐带	正常	正常	正常
DCC	60 s	60 s	60 s
产房呼吸支持	DCC 后 nCPAP（FiO_2 25%，PEEP 6 cmH_2O）	DCC 后 nCPAP（FiO_2 21%，PEEP 6 cmH_2O）	DCC 后 nCPAP（FiO_2 25%~30%，PEEP 6 cmH_2O）
Apgar 评分（1 分钟—5 分钟—10 分钟）	9 分—9 分—9 分	10 分—10 分—10 分	8 分—9 分—9 分

● 住院期间三胞胎疾病情况如表 8.3 所示。

表 8.3　住院期间三胞胎疾病情况

疾病＼胎次	甲胎	乙胎	丙胎
RDS 及其分期	—	—	—
是否使用 PS	—	—	—
呼吸支持	CPAP	CPAP	CPAP
感染 / 败血症	—	—	—
NEC	—	—	—
宫外生长迟缓	—	—	—
贫血	—	—	—
颅内出血	—	—	—
ROP	—	—	—
BPD	—	—	—
PDA 是否药物治疗	—	—	—
住院天数	18 d	16 d	18 d

● 三胞胎住院期间体重增长情况如图 8.2 所示。

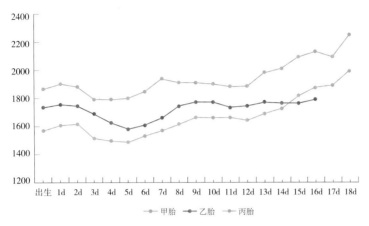

图 8.2　三胞胎住院期间体重增长情况

● 三胞胎早产儿均在住院 2+ 周顺利出院，住院期间均未发生
严重并发症。

【病例总结】

三胎妊娠是指一次妊娠宫腔内同时有三个胎儿，但是不包括输卵管三胎或子宫输卵管复合妊娠，其自然发生率与种族、年龄及遗传等因素有关，黑色人种最高，白色人种次之，黄色人种最低。近年来，由于促排卵药物的运用及辅助生殖技术的开展，三胎妊娠发生率明显上升。三胎妊娠包含三种类型：三绒毛膜三羊膜囊（TCTA）、双绒毛膜三羊膜囊（DCTA）、单绒毛膜三羊膜囊（MCTA），不同绒毛膜性的三胎妊娠预后不同，MCTA 三胎妊娠围产儿不良结局高于 DCTA[2]。

一、三胎妊娠的母胎风险

三胎妊娠的母儿并发症较单胎及双胎妊娠明显增多，母体风险主要有：压迫症状严重、流产、贫血、妊娠期高血压疾病、胎膜早破、肺水肿、肺栓塞、急性脂肪肝、产前出血、产后出血等；胎儿的主要风险有：早产、胎儿生长受限、胎死宫内、先天畸形、羊水过多、双胎输血综合征、低出生体重儿、新生儿窒息、胎儿及新生儿死亡率增加等。据统计，三胎妊娠胎儿生长受限的比例可高达 50%~60%，脑瘫的风险较单胎增加 17 倍，1 岁以下死亡风险增加 20 倍。其中，早产发生率最高，也是新生儿死亡的最重要原因[3]。

二、三胎妊娠孕期管理

由于三胎妊娠属于高危妊娠，临床应加倍重视，三胎妊娠的孕期管理主要包含：

（1）诊断及确定绒毛膜性，B 超检查是确诊三胎妊娠最主要方法，早在孕 6 周时，即可显示着床在宫内不同部位的胚囊个数，且随着孕周的增加，诊断准确率上升，B 超还可根据胎盘数量、隔膜层数、胎儿性别等确定绒毛膜性。

（2）对确诊的三胎妊娠，由于母体并发症高及围产儿预后不良风险增加，应当提供减胎的建议，通过控制胎儿的数量来达到降低孕产期并发症的目的[4]。

（3）根据孕妇营养状况，建议调整食谱，以增加热量、蛋白质、矿物质、维生素及必需脂肪酸的摄入为原则，并适当补充铁剂及叶酸。孕中期后注意休息，可增加子宫血流量而增加胎儿体重；也能降低子宫颈承受的宫内压力而减少早产发生率。

（4）加强产前检查，以利及早发现与及时治疗并发症，如贫血、妊娠高血压疾病等。

（5）监测胎儿生长发育情况及胎盘功能，目前 B 超是三胎妊娠胎儿孕期监护的最主要手段之一。

（6）防治早产，孕后期应用肾上腺皮质激素促胎肺成熟等，三胎妊娠孕期促胎肺成熟地塞米松的使用方法和量与单胎妊娠、双胎妊娠没有区别。

三、三胎妊娠的分娩时机及分娩方式

三胎妊娠早产风险大，终止妊娠孕周变异大，34 周以后分娩的少，平均分娩孕周为 32 周，胎儿平均出生体重约 1600~1700 g。本病例 32 周终止妊娠，三个胎儿平均体重 1700 g，分娩孕周及胎儿体重与世界平均水平相符。分娩方式上，虽然三胎妊娠孕妇可以选择阴道分娩，但目前没有大型前瞻性研究证实阴道分娩的安全性，在整个分娩过程中，充分监测三个胎儿的宫内安危情况难度极大。因此，大多数情况下，达到存活胎龄的三胎妊娠，最好进行择期剖宫产。如进行阴道分娩，需满足以下条件：胎儿储备功能良好；母亲无严重并发症，能耐受分娩；估计胎儿体重最好大于 1800 g；至少前两个胎儿为头位；医疗设备良好，阴道助产技术熟练等[5]。

四、三胎的产房管理

（1）体温管理：产房温度应保持 26~28℃，出生后即给予保暖，加温湿化气体、薄被、帽子包裹，减少体表散热，从而维持体温。

（2）延迟脐带结扎（DCC）：建议延迟 1~3 分钟再结扎脐带，除非母亲或新生儿需要立即进行其他临床抢救[6]。目前国内外大量研究表明，DCC 可以提高新生儿出生时的铁储备，降低婴儿期发生缺铁性贫血的风险。DCC 还可以降低早产儿发生低血压、脑室内出血、败血症等的风险。

（3）呼吸管理：《2015 年美国儿科学会新生儿复苏指南》推荐产房内使用 CPAP 对存在自主呼吸的呼吸困难早产儿提供呼吸支持[7]。

（4）院内转运支持：因多胎儿多为低出生体重儿或极低出生体重儿，多胎孕妇分娩要有经验丰富的产科、儿科医生参加以提高复苏质量，预防和减少多胎早产儿并发症，尽早开展早期干预治疗，提高多胎儿远期生存质量。因此优化转运设备，更新复苏理念或策略至关重要。

五、三胎早产儿住院期间管理

（1）呼吸管理：对有呼吸困难早产儿，依据病情严重程度选择无创持续气道正压呼吸（CPAP），能使肺泡在呼气末保持正压，有助于萎陷的肺泡重新张开。对 NRDS 患儿，当 $FIO_2 > 30\%$，$PEEP > 6\ cmH_2O$ 时应尽早给予肺表面活性物质（PS）治疗。如用 CPAP 及 PS 后病情仍继续加重，则改用有创机械通气。对于有原发性呼吸暂停高风险的早产儿，可尽早使用枸橼酸咖啡因刺激兴奋呼吸中枢减少呼吸暂停发生。

（2）喂养管理：出生早期建立肠内营养首选自己母亲的母乳，其次是捐赠的母乳，最后才是早产儿配方奶；对于母乳喂养的极低或超低出生体重儿，需补充母乳强化剂喂养。此外，保持液体平衡，预防内环境紊乱，预防 BPD 发生及感染的防治均尤为重要。

六、总结

多胎早产儿在围生期需予综合管理，防治孕妇孕期先兆子痫、妊娠期糖尿病等并发症。进行规律的产前检查、加强产科及新生儿科医护的配合，积极进行新生儿窒息复苏及治疗，及时将多胎儿转往条件较好的 NICU 进行监护和治疗，可有效提高新生儿的存活率，同时多胞胎的出生对孕母身心可能造成的影响也应给予关注。

多胎妊娠是产科之王，目前，重庆市妇幼保健院已成立多胎妊娠亚专科，已开设多胎妊娠专科门诊，同时成立了胎儿医学中心，可开展射频消融减胎、TTTS 胎盘血管交通支激光凝固术、胎儿胸腔积液羊膜腔分流、羊水减量、EXIT、部分胎儿发育异常出生后手术等，加之新生儿科强大的早产儿救治力量，可实现对多胎妊娠孕期、分娩及产后的一体化管理。

参考文献

[1] Martin J A, Hamilton B E, Osterman M J K, et al. Births in the United States, 2016[J]. NCHS Data Brief, 2017, (287): 1-8.

[2] Curado J, D'antonio F, Papageorghiou AT, et al. Perinatal mortality and morbidity in triplet pregnancy according to chorionicity: systematic review and meta-analysis[J]. Ultrasound Obstet Gynecol, 2019, 54(5): 589-595.

[3] 曹泽毅. 中华妇产科学 [M]. 3 版. 北京：人民卫生出版社，2014.

[4] 周颖，焦钰洁，赵扬玉，等. 双绒毛膜三羊膜囊三胎妊娠的围产结局分析 [J]. 中华妇产科杂志，2020, 55(11): 764-769.

[5] Gabbe S G. 产科学正常和异常妊娠 [M]. 7 版. 郑勤田，杨慧霞，主译. 北京：人民卫生出版社，2018.

[6] World Health Organization. Guideline: Delayed umbilical cord clamping for improved maternal and infant health and nutritionoutcomes[M]. Geneva, 2014.

[7] Perlman J M, Wyllie J, Kattwinkel J, et al. Part 7: neonatal resuscitation: 2015 international consensus on cardiopulmonary resuscitation and emergency cardiovascular care science with treatment recommendations[J]. Circulation, 2015, 132(16 Suppl 1): S204-S241.

病例 9 胎儿母体输血综合征的一体化管理

» 病例提供者

产　　科：任春燕
新生儿科：李秀兰

【诊疗概述】

胎儿母体输血是指胎儿血液丢失到母体血液循环，是存在于妊娠期和分娩时的一种生理现象。然而，急性大量胎儿母体输血可导致胎儿血流动力学迅速衰竭而死亡；此外，出血量不大的慢性胎儿母体输血（即间歇性复发性胎儿母体输血）可导致胎儿贫血和胎儿水肿。胎儿母体输血综合征（fetal-maternal hemorrhage，FMH）是指因某种原因胎儿血液通过胎盘时发生出血，血液通过绒毛间隙进入母体血液循环，引起胎儿贫血或母体溶血性输血反应的一组症候群，常导致严重的胎儿贫血、水肿甚至死亡[1]。

【诊疗经过】

一、产妇管理

● 女，27岁。因"停经35⁺⁴周，发现胎心监护异常2+小时"于2021.9.16入院。

● 自然受孕，G0P0。孕期重庆市妇幼保健院产检示：未见明显异常。

● 入院诊断：①胎儿窘迫；②胎儿贫血？③孕35⁺⁴周，待产。

● 病史如表9.1所示。

表 9.1　病史检查及产科处理

项目	检查结果	产科处理
不规则抗体	弱阳性	
NT	正常	
无创基因	未做	
羊水穿刺	未做	
系统超声	正常	
感染指标	正常	
产科彩超	彩超提示 MCA–PSV 升高	紧急入院

系自然受孕，孕期中度贫血，口服多糖铁复合物。
围生期无其他高危因素，晚孕出现 MCA-PSV 升高，胎心监护可疑。

● 彩超提示：单胎头位，羊水量正常，大脑中动脉PSV 72.79 cm/s（1.39 MoM），次日复查彩超胎儿大脑中动脉PSV增高，大脑中动脉PSV 91.95 cm/s（1.81 MoM）；反复胎心监护NST可疑，加速欠佳（图9.1）。

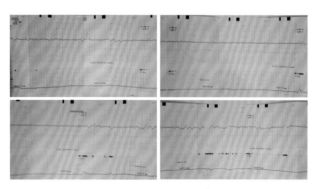

图 9.1　NST 图像

- 结合 NST 及反复 MCA-PSV 异常，考虑胎儿窘迫，急诊在腰硬联合麻醉下行径腹子宫下段剖宫产术，术中羊水 0 度，约 800 mL。

急诊剖宫产，胎儿呈贫血貌。

- 顺利娩出一活女婴，新生儿外观无畸形，全身皮肤、口唇苍白，体重 2050 g，身长 44 cm，Apgar 评分 8 分—8 分—8 分（肤色均为 0 分），脐带长约 50 cm，新生儿转新生儿科。

二、新生儿管理

- 新生儿转入新生儿科查体：体温 36.8 ℃，呼吸 43 次 / 分，心率 150 次 / 分，体重 2050 g，血压 59/31（40）mmHg，SPO_2 93%（大气下），神清、反应一般，哭声欠有力，无呻吟，面色苍白。前囟平软，口唇苍白，唇周无发绀。双肺呼吸音粗，对称，未闻及啰音。心音有力、律齐，未闻及明显杂音。腹软不胀，肝脾不大，肠鸣音正常。四肢肌张力正常，肢端暖和，甲床苍白，原始反射顺利引出。

- 新生儿血气如表 9.2 所示。

表 9.2　新生儿血气

日龄	pH	FiO_2 (%)	PCO_2 (mmHg)	PO_2 (mmHg)	HCO_3^- (mmol/L)	BE (mmol/L)	GLU (mmol/L)	LAC (mmol/L)	Hb (g/L)
脐血	7.29	—	52	31	25	−1.6	—	—	未测出
1 时	7.32	21	37.8	73.7	19.4	−6.1	6.0	5.9	47
10 时	7.351	21	36.2	79.6	20	−5.1	1.9	3.9	90

- 新生儿血常规如表 9.3 所示。

表 9.3　新生儿血常规

日龄	WBC (×10⁹/L)	N (%)	L (%)	RBC (×10¹²/L)	Hb (g/L)	HCT (%)	PLT (×10⁹/L)	CRP (mg/L)	输血治疗
脐血	13.1	64.8	24.3	1.2	46	14.9	112	<1.67	生后 1+ 小时输注红细胞悬液
1 天 7 时	16.3	79.1	7.2	3	97	28.7	104	<1.67	生后 2 天输注红细胞悬液
4 天	9.3	63	14.1	4.6	145	43.4	128	<1.67	

● 新生儿其他辅助检查：

（1）新生儿血清学试验：O 型、RhD 阳性，直接抗人球蛋白试验、释放及游离抗体阴性。

（2）TORCH 阴性；肝肾功能、凝血功能阴性；微小病毒 B19阴性；地贫基因阴性；G6PD 酶检测正常。

● 母胎盘病检提示胎盘绒毛膜血管瘤（图 9.2）。

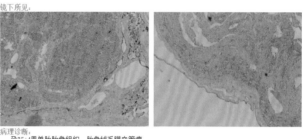

图 9.2　母胎盘病理结果

● 新生儿因极重度贫血分别于 2021.9.17 输注 O 型 RH（D）阴性红细胞悬液 48 mL，9.19 输注 O 型 RH（D）阳性红细胞悬液44 mL 纠正贫血，白蛋白 4 g 补充白蛋白及对症支持治疗

● 出院前（9.26）血常规示：白细胞 19.9×10^9/L、血小板380×10^9/L、红细胞 4.3×10^{12}/L、血红蛋白 135 g/L、红细胞比积41.2%。

● 住院 9 天后，病情平稳出院（图 9.3）。

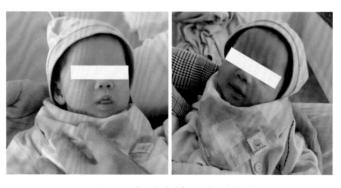

图 9.3　患儿病情平稳后出院

【病例总结】

本病例产前胎心监护异常（反复胎心监护 NST 可疑，加速欠佳）及胎儿超声提示大脑中动脉 PSV 增高，生后发现新生儿全身肤色苍白，查脐血血红蛋白 46 g/L，结合其母甲胎蛋白明显升高（7616.8 ng/mL），血红蛋白 F 升高（2.8%），除外宫内感染（如微小病毒 B19）、免疫性溶血（如 ABO 或 RH 溶血症）、非免疫性溶血（如地贫、G6PD 缺陷症）、脏器失血等疾病后，诊断胎儿母体输血综合征明确。该病例胎盘病检提示胎盘绒毛膜血管瘤，可造成胎盘屏障的损害，考虑为该 FMH 的病因。

目前大多数文献将胎儿失血量超过 30 mL 定义为 FMH，其发生率 1/3000~1/1000 [2-3]。国内 FMH 的相关研究多为病例报道，目前尚无多中心大样本研究；国内 FMH 的发病率尚不明确。

一、发病机制

FMH 的发病机制尚不明确。目前认为胎儿脐动脉与绒毛间隙之间存在压力差，当绒毛受损、屏障被破坏时，胎儿血液进入绒毛间隙，最终进入到母体血液循环。发生 FMH 的危险因素 [3-4] 包括：①腹部外伤和产科相关操作或手术，如外倒转术、人工剥离胎盘、羊膜穿刺术、经皮脐静脉采血、绒毛活检等；②母体妊娠期并发症，如子痫前期、胎盘早剥；③胎盘结构异常，胎盘肿瘤或血管异常，如胎盘绒毛膜血管瘤、绒毛膜癌、前置血管等；④单绒毛膜单羊膜囊双胎。然而，大多数 FMH 发生于正常妊娠，大多数病例病因不明。

FMH 的严重程度取决于胎儿失血量、胎儿失血速度和胎儿与母体的相互作用。胎儿失血量超过 80 mL 或达胎儿血容量的 20% 时可导致明显的胎儿并发症，出现严重的围产期并发症（缺氧缺血性脑病、严重新生儿贫血）或新生儿死亡。

二、临床表现

FMH 的临床表现缺乏特异性；其病情隐匿，发展迅速，常表现为出生时严重贫血或突发死产。FMH 临床表现可分为：①母体表现：大部分母体无明显症状；当胎儿急性大量失血时，母体可出现溶血性输血反应，表现为恶心、呕吐、发热和寒战等，数小时后上述症状自行恢复。②胎儿期表现：胎动减少或消失、胎心监护异常（严重者呈正弦曲线）、胎儿贫血、胎儿水肿、胎儿窘迫或死胎；③新生儿期表现：新生儿贫血（FMH 是新生儿贫血的常见原因），多器官功能障碍（如心力衰竭、休克、呼吸衰竭、肾功能衰竭、弥漫性血管内凝血等）。

三、诊断

目前把胎动减少、正弦波形以及胎儿水肿作为诊断 FMH 的"三联征",但这些都是胎儿严重贫血后机体失代偿的表现。相关的辅助检查包括[5-6]:①通过检测母血中胎儿血红蛋白的方法来筛查、诊断 FMH;母血中胎儿血红蛋白含量大于 3%,具有诊断价值。②超声检查等,FMH 时超声检查可能发现胎儿脐动脉收缩压与舒张压血流(S/D)比值升高,舒张末期血流消失,倒置,贫血严重胎儿大脑中动脉收缩期峰值流速(MCA-PSV)增加超过 1.5 MoM[7]。

母血中胎儿血红蛋白的测定方法包括:① Kleihauer-Betke 试验(即红细胞酸洗脱染色试验,KB-T);②流式细胞仪技术;③血红蛋白电泳技术;④母体中甲胎蛋白浓度测定。

四、治疗

(1)孕周 < 32 周可考虑宫内输血治疗,严密监测母儿情况。

(2)孕周 ≥ 34 周怀疑胎母输血或出现胎儿窘迫考虑积极手术,对血红蛋白低的新生儿,开启输血绿色通道,尽早输血。由于部分新生儿出生后窒息严重,为争取抢救时间,通过脐带挤压方法增加新生儿血红蛋白量。已有研究显示,脐带挤压可减少新生儿早期贫血的发生,也可提高早产儿血红蛋白,但并未加重其左心负荷[8-9]。

五、预后

目前报道的 FMH 的死亡率为 11%~13%[9-10],失血量及失血速度是影响 FMH 胎儿预后的两项重要因素。

六、总结

多数 FMH 病例无特异性临床表现,病情隐匿,发展迅速,因此早期识别和及时处理至关重要。对于有胎动减少或消失,同时胎心监护严重异常,或出现脐血流异常,胎儿水肿、新生儿贫血时,应警惕发生胎儿母体输血综合征。FMH 治疗方案取决于胎儿孕周及失血量。当孕周 < 32 周时,推荐采用脐静脉穿刺进行少量多次的宫内输血或胎儿腹腔内输血,但应综合考虑本院的救治能力和胎儿宫内缺氧状况。如孕周 > 34 周建议立即行剖宫产终止妊娠,同时做好窒息复苏和输血准备,扩充血容量,纠正休克,及时纠正胎儿或新生儿贫血可提高围产儿的存活率,改善预后。

参考文献

[1] 朱秋玲,姜威,王翔. 孕晚期大量胎母输血的临床诊治研究 [J]. 现代妇产科进展,2021,

30(8): 610-613.

[2] Tao E, Ye D, Long G, et al. Severe neonatal anemia affected by massive fetomaternal hemorrhage: a single-center retrospective observational study[J]. J Matern Fetal Neonatal Med, 2022, 35(20): 3972-3978.

[3] Lemaitre J, Planche L, Ducarme G. Systematic kleihauer-betke test after external cephalic version for breech presentation: Is it useful?[J]. J Clin Med, 2020, 30, 9(7): 2053.

[4] Maier J T, Schalinski E, Schneider W, et al. Fetomaternal hemorrhage (FMH), an update: review of literature and an illustrative case[J]. Arch Gynecol Obstet, 2015, 292(3): 595-602.

[5] 台胜飞，于洋. 胎母输血综合征的实验室检测与临床干预 [J]. 中国临床新医学，2022，15(8): 687-693.

[6] 张源秦，马怡然，郝一文，等. 胎母输血综合征辅助诊断与治疗进展 [J]. 临床输血与检验，2021, 23(3): 395-399.

[7] Ravishankar S, Migliofi A, Struminsky J, et al. Placental findings in fetomaternal hemorrhage in livebirth and stillbirth[J]. Pathol Res Pratt, 2017, 23(4): 301-304.

[8] Purisch S E, Ananth C V, Arditi B, et al. Effect of delayed vs immediate umbilical cord clamping on maternal blood loss in term cesarean delivery: A randomized clinical trial[J]. JAMA, 2019, 322(19): 1869-1876.

[9] 张莉，黄绮薇，龚小慧，等. 脐带挤压对早产儿血红蛋白量、胆红素及心功能的早期影响 [J]. 上海交通大学学报（医学版），2018, 38(10): 1197-1202.

[10] 倪萍，蔡敏，黄利辉，等. 6 例胎母输血综合征早期识别及救治 [J]. 实用妇产科杂志，2022, 38(9): 715-718.

病例 10 新生儿脐动脉栓塞产前、产时和产后一体化管理

» 病例提供者

产　　科：唐英杰
新生儿科：欧姜凤

【诊疗概述】

　　脐带是胎儿胎盘与母体连接的重要枢纽。脐带内含2条脐动脉和1条脐静脉，主要负责营养物质输送、气体交换、代谢产物排泄等，是影响胎儿生长发育及宫内状况的重要因素之一。脐动脉栓塞（umbilical artery thrombosis，UAT）可危及胎儿安全，因此提高认识水平，准确诊断脐动脉栓塞十分重要。

【诊疗经过】

一、产妇管理

母亲因"胎动减少"就诊，超声发现脐动脉栓塞，胎心监测无反应型。

- 孕妇正规产检，NT、系统彩超及 30 周超声均示脐动脉 2 条、脐静脉 1 条。
- 妊娠 31^{+4} 周，产前 11+ 小时，孕妇自感无胎动，门诊就诊。
- 急诊彩超：单胎头位，单脐动脉，考虑其中一条脐动脉栓塞。胎儿颈部见一周脐血流信号。胎儿脐动脉（UA）：S/D 1.63（参考值 2.7 ± 0.4），PI 0.5，MCA-PSV 65.79 cm/s（1.51 Mom），PI 1.23；CPR 2.46。静脉导管血流频谱未见异常；脐静脉未见搏动；母体子宫动脉舒张早期未见切迹，S/D 1.76，PI 0.58，RI 0.43。仅膀胱左侧见脐血流信号，脐带游离横断面其中一脐动脉管径内可见实性高回声，彩色多普勒血流显像示其内未见明显血流信号。

因"胎儿窘迫"全麻下急诊剖宫产，入院到胎儿娩出历时 28 分钟。

- 胎心监测：无反应型，胎心基线 165 次 / 分，无变异，无加速。

二、新生儿管理

- 出生时间：2021.10.29   11:59。
- 主诉：早产后 21 分钟，气促、呻吟 3 分钟。
- 生产史：G1P1，胎龄 31^{+4} 周，自然受孕，因"胎儿窘迫"全麻下未临产行剖宫产，出生体重 1950 g，羊水 Ⅰ 度，约 400 mL，胎盘正常，大小 18 cm × 18 cm × 2 cm，重 550 g，脐带 30 cm，绕颈 1 周，无扭转，胎儿脐带绕颈紧密，予以颈部脐带断脐后娩出，无胎膜早破。

生后因脐带绕颈紧密，心率缓慢，伴呼吸喘息样，未行 DCC。

- 复苏过程：生后立即出现呼吸，呼吸喘息样，心率 60~100 次 / 分，肤色发绀，立即予以断脐后 T 组合面罩正压通气（FiO$_2$ 30%~50%，PIP/PEEP 20~25/6 cmH$_2$O），生后 90 秒心率 > 100 次 / 分，仍发绀，予以上调 FiO$_2$ 及 PIP 后好转，生后 4 分钟呼吸恢复正常，改为 T 组合面罩辅助通气（FiO$_2$ 30%~50%，PEEP 8 cmH$_2$O），Apgar 评分 6 分—8 分—9 分。脐动脉血气分析示：pH 7.22，BE −3 mmol/L，乳酸 5.7 mmol/L。
- 母孕史：母孕期合并中度贫血，否认其他异常妊娠病史。

● 生后 18 分钟，因"新生儿呼吸困难"在 Shuttle 转运下（CPAP 25%，PEEP 6.5 cmH₂O）入科。

● 入院主要诊断：①新生儿呼吸困难原因待查：新生儿呼吸窘迫综合征？新生儿肺炎？新生儿湿肺？先天性心脏病？②早产儿（31^{+4} 周）；③低出生体重儿；④早产儿脑病？

● 新生儿科查体：体温 36.8℃，呼吸 52 次 / 分，不规则，心率 152 次 / 分，体重 1950 g，血压 54/32（41）mmHg，SPO₂ 94%（FiO₂ 25%），神清、反应可，哭声有力。有轻微吸气性三凹征，面色红润。前囟平软，双肺呼吸音粗，对称，未闻及啰音。心音有力、律齐，未闻及明显杂音。腹软不胀，肝脾不大。四肢肌张力稍减弱，CRT< 3 秒，股动脉、桡动脉搏动有力。原始反射稍减弱。

呼吸支持：CPAP×3 d；PS×1 剂；咖啡因。
维持内环境稳定：补钾、补钙等。

● 血气分析如表 10.1 所示。

表 10.1　血气分析

日期	日龄	pH	PO₂（mmHg）	PCO₂（mmHg）	HCO₃⁻（mmol/L）	BE（mmol/L）	Glu（mmol/L）	Lac（mmol/L）	Na⁺（mmol/L）	K⁺（mmol/L）	Ca²⁺（mmol/L）
脐血		7.22			5.7	26.2	−3				
10.29	1+h	7.26	71.6	58.5	26.7	−0.3	3.5	3.5	135	4.4	1.21
10.30	16+h	7.60	108	20.8	20.4	−1.1	3.9	4.2	129	4.7	0.77
10.30	18+h	7.50	69	28.5	22.7	−0.3	5.9	3.3	132	3.6	1.17
10.31	40+h	7.44	63.6	36	24.8	0.7	2.5	2.1	142	3.3	0.85
11.7	9 d	7.40	136	27	17.9	−5.1	5.9	1.4	139	4.4	1.23
11.18	20 d	7.40	90.2	28.2	17.8	−5.8	4.5	1.5	141	4.3	1.38

● 生后 3+h 胸片示：NRDS Ⅲ 期（图 10.1）。
● 生后 2+d 胸片示：双肺纹理增多（图 10.2）。
● 炎症指标如表 10.2 所示。

预防感染：氨苄西林 + 头孢他啶 ×2 d。

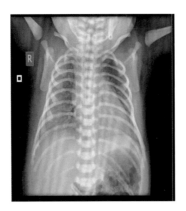
图 10.1　生后 3+h 胸片

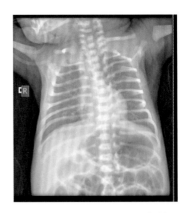
图 10.2　生后 2+d 胸片

表 10.2　炎症指标

日期	日龄	WBC (×10⁹/L)	N (%)	L (%)	PLT (×10⁹/L)	HB (g/L)	HCT (%)	CRP (mg/L)	PCT (ng/mL)	SAA (mg/L)	I/T (%)	Ret (%)	E (%)
10.30	16 h	17	65.8	26.4	185	152	42.9	<1.67	2.27	<6	7	8.84	2.7
10.30	24 h	29.9	75.3	17.1	202	198	56.9	5.8	1.1	25.66	—	8.87	1.2
10.31	40+h	15.2	65.2	24.2	192	131	38.3	3.42	–	20.79	—	10.8	1.8
11.01	3 d	15.7	68.9	15.9	191	146	43.4	<1.67	0.34	—	—	10.4	3.8
11.03	5 d	18.2	48.5	27.5	227	164	47.9	<1.67	1.36	—	—	7.11	11.9
11.07	9 d	18.2	54.3	26.1	302	133	38.1	<1.67	—	< 6	—	2.47	8.3
11.15	17 d	17.3	26.3	47.8	294	149	42.4	<1.67	—	—	8	2.76	18.6
11.18	20 d	11.3	18.8	50.8	309	110	31.8	<1.67	—	< 6	—	3.08	21.2

其它辅助检查。

患儿生后反复胃肠减压引流物绿色 - 黄绿色黏液，伴腹部膨隆，伴 E% 升高，更换奶方为母乳 / 深度水解奶后症状好转，E% 仍高，更改奶方为氨基酸奶。

● 生后 3 d 及 16 d 肝肾功电解质：未见明显异常。

● 生后 16 d 铁蛋白：231.17 ng/mL，予以补铁 2 mg/（kg·d）。

● TORCH 检测：Rv–IgG、CMV–IgG（+），余未见明显异常。

● GBS、血培养：阴性。

● 10.30 头颅彩超：透明隔腔未闭（均约 0.3 cm）。

● 10.30（生后 2+d）心脏彩超：PDA（约 2.8 mm）；PFO（2.7 mm）；三尖瓣反流（轻度）。

● 11.1（生后 3+d）腹部彩超：肝、胆、脾、双肾声像图未见明显异常，未见血栓。

● 11.5（生后 7+d）心脏彩超：PFO（2.9 mm）；三尖瓣反流（轻度）。

● 出院评估：

出院评估。

（1）呼吸系统：呼吸平稳，脱氧，血气分析未提示呼吸衰竭。

（2）神经系统：临床无异常神经系统表现，头颅彩超及头颅 MRI 正常，aEEG 及 GMs 正常。

（3）听力：AABR 双耳通过。

（4）眼底：未做。

（5）甲功：TSH 高（8.61 mIU/L），余未见明显异常。

（6）肠内营养：奶量 170.5 mL/（kg·d），热卡 114.2 kcal/（kg·d）。

（7）体格发育：矫正胎龄 33^{+6} 周，体重 1900 g（P10~P50）、头围 30.5 cm（P10~P25）、身长 42.5 cm（P10~P50）。

● 出院主要诊断：①新生儿呼吸窘迫综合征（Ⅲ期）；②早产儿（31^{+4} 周）；③低出生体重儿；④新生儿高胆红素血症；⑤动脉导管未闭（已闭）；⑥房间隔卵圆孔未闭（2.9 mm）；⑦新生儿贫血等。

出院主要诊断。

● 随访计划：1 周复查甲功、血常规；半月复查头颅超声，必要时复查头颅 MRI；监测生长发育、喂养、消化道及 E% 情况，适时增加母乳强化剂；生后 4 周完善眼底筛查，定期随访；3 月龄监测凝血功能。

随访计划：纳入高危儿随访。

【病例总结】

脐血管栓塞虽然临床上少见，但危害极大，若产前未及时诊断并加强监护，可能导致胎儿窒息甚至胎宫内的严重后果。有报道称脐血管栓塞也可能造成新生儿脑瘫、各种器官梗死、母胎输血及胎儿生长受限等[1-9]。随着对脐动脉栓塞认识的不断深入以及超声技术水平提高，通过早期识别母体相关高危因素，脐动脉栓塞在产前的检出率不断提高。产前及时超声诊断对胎儿脐血管栓塞有重要的提示意义，可指导临床医师加强胎儿监护，必要时提前终止妊娠，并有利于加强产时积极复苏准备及产后监测随访，对提高胎儿及新生儿的存活率，减少产前及产后并发症的发生有重要的价值。

一、病因及发病机制

脐血管栓塞很少见。据报道，分娩的孕产妇中，脐血管栓塞的发生率约为 0.08%，而产后病理检查时报告的发生率约为 0.1%；在高危妊娠孕妇中，脐血管栓塞的发生率约为 0.4%[10]。栓塞的血管中，70% 为脐静脉血栓，20% 为脐带动静脉血栓，10% 为脐动脉血栓[11]。单纯脐动脉栓塞发生率很低，为 0.0025%~0.0045%[10-11]。脐静脉血栓比脐动脉血栓常见，可能与脐静脉血管腔较薄，当受到外界破坏时容易折损有关。

脐血管栓塞的发病机制尚不清楚。有研究表明，脐血管栓塞多与脐带异常有关，如脐带过长或过短、脐带插入位置异常、脐带缠绕及狭窄等。也有研究认为，脐血管栓塞可能与脐带的机械性损伤有关，如脐带受压、打结及过度扭转等[4, 10-11]。Redline[11] 研究认为，脐动脉栓塞中，最常见的脐带异常是脐带过短或过长、过度扭转及脐带插入点异常，如帆状附着等。另外，脐动脉栓塞还有可能与感染、胎儿凝血异常，以及母体糖尿病、凝血功能异常、吸烟等因素有关，与成人血栓性疾病、血管内皮损伤、血液凝固性增高、抗凝活性降低、血流动力学异常密切相关[12-13]。本例患儿是以胎动及胎监异常为首发症状，无其他主诉，产时发现患儿脐带过短，伴脐带颈部缠绕紧密，考虑可能存在脐带的过度牵拉和受压（脐带绕颈一周，缠绕紧密），脐带过度牵拉和受压后，脐动脉的血流减慢或受阻可能导致血栓形成。本例患儿母亲暂不存在高龄初产、妊娠期糖尿病、免疫机制疾患等高危因素。

二、产前超声诊断

超声是产前发现脐动脉栓塞的首选方法，超声通过对脐带横截面的评估，使产前诊断脐动脉栓塞成为可能[14]。正常脐带的二维超声横切面呈"品"字结构，是"1 大 2 小"的 3 个环状结构。其中 1 个大圆环是脐静脉，2 个小圆环是脐动脉。单脐动脉的二维超声横切面呈

"吕"字结构。当一条脐动脉栓塞时，血流阻断，超声下极易误诊为原发的单脐动脉，经超声检查只发现这一因素，而没有其他结构异常，新生儿预后良好，如果同时有其他超声结构异常，则染色体非整倍体以及其他畸形的风险增高，如肾脏发育不全、无肛门、椎骨缺陷等。而脐血管栓塞的主要超声表现为：①继发性"单脐动脉"：早、中孕期检查时胎儿为双脐动脉，到晚孕期时胎儿膀胱一侧未显示脐动脉血流信号；脐带游离段示一根脐动脉内径变细，未探及血流信号，另一根脐动脉内径正常。可探及血流信号；脐动脉周围可见弯曲的"C形"脐静脉包绕，看起来像"一只手抓住的橙子"，Tanaka[15]等称之为"抓取橙子征"的特征性表现（图 10.3），此时应高度怀疑脐动脉栓塞可能。②大部分病例可见脐带过度螺旋。③少数病例可合并胎儿 FGR。④胎儿宫内窘迫时超声表现为脐动脉阻力指数增高（S/D、RI、PI 值增高）。甚至出现脐动脉舒张期血流消失或反向，大脑中动脉阻力指数降低（S/D、RI、PI 值减低），生物物理学评分低于 7 分，严重时可见胎心率异常（< 120 次 /min 或 > 160 次 /min）。产前诊断脐血管栓塞，需要超声科医师具有丰富的临床经验，仔细询问既往超声结果，有条件时应同既往超声图像对比，以免误诊。显然，结合病史及超声结果，本例患儿属于继发性"单脐动脉"，故高度警惕脐动脉栓塞，此类患者因脐带过分扭转引起血管闭塞或伴血栓形成，胎儿可因血运中断而导致宫内缺氧、窒息、死亡等，患者常因胎动异常来院就诊，符合本例情况。

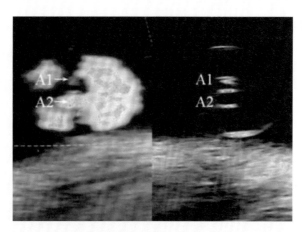

图 10.3　脐动脉游离段横切面二维及彩色多普勒声像图

注：脐动脉游离段横切面示栓塞的脐动脉内径变细，未探及血流信号；未栓塞的脐动脉内径正常，可探及血流信号。A1：栓塞的脐动脉；A2：未栓塞的脐动脉

三、产前处理

针对超声发现继发性单脐动脉孕妇、存在母体糖尿病、免疫机制疾患、血栓性疾病等高

危因素者，孕期需加强随访，如有胎动异常者注意评估胎儿宫内情况，如电子胎心监测、超声脐血流检查等。评估不宜继续妊娠者须及时终止妊娠。脐动脉栓塞的孕妇在试产过程中，仅有的 1 条通畅的脐动脉一旦受压，易导致胎儿窘迫。如导致脐动脉栓塞的因素在分娩前不能解除，胎儿在分娩过程中仍处于该危险因素中，仅存的 1 条脐动脉也可能发生栓塞，这就增大了围产儿发生不良预后的风险，因此分娩方式建议选择剖宫产[14]。鉴于脐动脉栓塞可能带来的危害，应结合当地新生儿救治水平，在权衡早产及新生儿不良预后的利弊条件下，适时终止妊娠。关于终止妊娠的时机，目前未见相关研究推荐。国内外文献报道多为死胎或因胎儿窘迫剖宫产分娩。推荐产前加强产儿科合作，共同评估分娩时机。孕周 > 34 周，脐动脉栓塞、胎动异常、胎心监测异常等主张积极剖宫产终止妊娠；孕周 < 34 周孕妇终止妊娠时机需斟酌早产与死胎的风险，尽量完善糖皮质激素促胎肺成熟疗程，终止妊娠方式选择剖宫产。本例患儿存在胎动异常，伴胎心监测无反应型，超声提示继发性单脐动脉，虽胎龄 < 32 周，未完善糖皮质激素疗程，仍积极急诊剖宫产，术后证实术前识别及时，处理得当，避免了不良结局。

四、产时处理

（1）脐动脉栓塞患儿生后可能存在窒息[16]，分娩前积极组建有经验的复苏团队，必要时及时气管插管呼吸支持，避免严重新生儿窒息发生。

（2）由于此类患儿大多数为紧急剖宫产，且有早产可能，建议分娩时根据情况尽可能行 DCC，改善循环血量，有自主呼吸的早产儿，出生后如需即刻呼吸支持，应首先予以 CPAP。

（3）小于 32 周早产儿建议行剖宫产，并做好新生儿复苏的场地、设备与人员准备。

五、产后处理

（1）胎儿娩出后应检查脐带，查看脐带长度、厚度、卷曲程度、含水量等，胎盘及脐带送病检，有助于诊断。若出现肉眼观察能辨认出脐动脉管腔内的血栓和 / 或胎盘病理检查报告提示脐动脉内见附壁血栓形成，并堵塞动脉血管腔，则可确诊脐动脉栓塞[17]。

（2）有妊娠期糖尿病的孕妇可能是发生脐动脉栓塞的高危人群[14, 18]，因此，新生儿期应注意监测血糖，避免低血糖发生。

（3）脐动脉栓塞患儿有先天性凝血功能异常可能[9, 14]，新生儿期不易发现，建议生后 3 月龄随访凝血功能。

（4）患儿生后应积极完善血管超声，检查重要血管是否有血栓形成。

（5）脐血管血栓可造成胎母输血、胎儿生长受限、新生儿器官梗死及脑性瘫痪等，生后需密切监测随访血红蛋白，新生儿生长发育，脏器功能，并密切随访神经系统症状体征，随访头颅彩超、头颅 MRI 检查，完善 GMs、AABR、NBNA 评分等。

六、总结

综上，临床工作中，当既往超声检查脐带血管结构正常，而脐血管数目突然发生改变或脐血流等出现异常变化时，如血管数目由 3 条变为 2 条、血流异常等，均应密切加强胎儿检测，应高度警惕脐动脉栓塞的可能，进一步详细检查脐带内部结构及脐血管螺旋情况，对胎儿进行全面的生物物理学指标的监测，及时与临床医师沟通，监测过程中若存在胎动异常、胎心监测异常等，主张积极剖宫产终止妊娠。随着近年来高危妊娠人群比例增加，对于合并糖尿病、免疫机制疾患、高龄等血栓形成高风险者，孕期早期筛查及识别高危因素，给予积极治疗，孕晚期加强胎儿监护，及时干预，可提高胎儿及新生儿的存活率，减少产前及产后并发症的发生。

参考文献

[1] 杨慧，高鹰 . 脐血管栓塞 1 例 [J]. 实用妇产科杂志，2016, 32(6): 476.

[2] 伍霞芳，应微微，朱悠悠 . 产前超声诊断脐动脉急性栓塞 3 例 [J]. 中国超声医学杂志，2016, 32(4): 370.

[3] 陈锦果，魏秀霞，高琛 . 脐血管栓塞二例临床分析 [J]. 中华妇产科杂志，2017, 52(5): 337-339.

[4] Sato Y, Benirschke K. Umbilical arterial thrombosis with vascular wall necrosis: clinicopathologic findings of 11 cases[J]. Placenta, 2006, 27(6-7): 715-718.

[5] Van Allen M I, Jackson J C, Knopp R H, et al. In utero thrombosis and neonatal gangrene in an infant of a diabetic mother[J]. Am J Med Genet, 1989, 33(3): 323-327.

[6] Weber T. The influence of cord complications on fetal pH, neonatal Apgar score, and the acid base state and oxygenation of the umbilical artery and vein[J]. J Perinat Med, 1981, 9(3):134-140.

[7] Eggens J H, Bruinse H W. An unusual case of fetal distress[J]. Am J Obstet Gynecol, 1984, 148(2): 219-220.

[8] Hoag R W. Fetomaternal hemorrhage associated with umbilical vein thrombosis. Case report[J]. Am J Obstet Gynecol, 1986, 154(6): 1271-1274.

[9] Rayne S C, Kraus F T. Placental thrombi and other vascular lesions. Classification, morphology, and clinical correlations[J]. Pathol Res Pract, 1993, 189(1): 2-17.

[10] Heifetz S A. Thrombosis of the umbilical cord: analysis of 52 cases and literature review[J]. Pediatr Pathol, 1988, 8(1): 37-54.

[11] Redline R W. Clinical and pathological umbilical cord abnormalities in fetal thrombotic vasculopathy[J]. Hum Pathol, 2004, 35(12): 1494-1498.

[12] Avagliano L, Marconi A M, Candiani M, et al. Thrombosis of the umbilical vessels revisited. An observational study of 317 consecutive autopsies at a single institution[J]. Hum Pathol, 2010, 41(7): 971-979.

[13] Klaritsch P, Haeusler M, Karpf E, et al. Spontaneous intrauterine umbilical artery thrombosis leading to severe fetal growth restriction[J]. Placenta, 2008, 29(4): 374-377.

[14] 李欢喜, 吴泉锋, 李丹, 等. 脐动脉栓塞 18 例临床分析 [J]. 中华围产医学杂志, 2021, 24(7): 551-555.

[15] Tanaka K, Tanigaki S, Matsushima M, et al. Prenatal diagnosis of umbilical artery thrombosis[J]. Fetal Diagn Ther, 2014, 35(2): 148-150.

[16] Kitano T, Ohgitani A,Takagi K, et al. A case of severe neonatal asphyxia due to umbilical artery thrombosis[J]. J Obstet Gynaecol, 2018, 38(8): 1164-1165.

[17] Loo C. Manual of Benirschke and Kaufmann's pathology of the human placenta[J]. Pathology, 2006, 38(2): 194.

[18] 阮爱花, 何晓琴, 钟晓红. 脐血管栓塞的产前超声诊断 [J]. 中国超声医学杂志, 2020, 36(12): 1140-1142.

病例 11 新生儿红斑狼疮的一体化管理

» 病例提供者

产　科：李　钦

新生儿科：樊燕宇

【诊疗概述】

　　新生儿红斑狼疮（neonatal lupus erythematosus，NLE）是一种因母亲体内的自身抗体（主要为抗 SSA/Ro 抗体、抗 SSB/La 抗体或抗 RNP 抗体）通过胎盘进入胎儿，在胎儿体内引起自身免疫反应所致的罕见疾病。临床表现主要为皮肤环形红斑和先天性心脏传导阻滞（congenital heart block，CHB），也可伴有消化系统、血液系统、呼吸系统、神经系统等不同程度的损害[1]。该疾病在 1954 年首次由 McCuistion 和 Schoch 报告。

【治疗经过】

一、产妇管理

● 主诉：发现皮疹 45 分钟，气促、发绀 5 分钟。

● 现病史：男，生后 45 分钟。生后即发现颜面部、颈部散在大面积红色皮疹，面部以口周、眼周为主，为弥漫性红斑样表现，可见周围边缘凸起，未见渗血、渗液，无破溃，未见疱疹样表现，背部及四肢散在褐色网格状及类圆形色素沉积。生后 40 分钟出现气促、发绀。无发热、神萎。

● 生产史：G3P2，胎龄 33⁺⁶ 周，因"胎儿贫血？胎儿发育异常、臀位、瘢痕子宫"未临产剖宫产，出生体重 2150 g。脐带、羊水、胎盘正常，无胎膜早破，生后予以胎盘输血、延迟脐带结扎 2 分钟，生后予以 T 组合面罩辅助通气，Apgar 评分 9 分（肤色扣 1 分）—9 分（肤色扣 1 分）—10 分。

● 母孕史：孕妇年龄 30 岁，孕 33⁺² 周外院产检超声提示胎儿室管膜囊肿；胎儿门静脉分支异常；胎儿心脏示：右房右室比例增大，以右房明显，房间隔向左房侧膨入，CDFI 检查右房右室血流速较左房左室宽大，房间隔可见血流速进入左房，右室壁较厚，心胸比约 0.37，心包腔探及间距约 0.4 cm 的液性暗区。建议重庆市妇幼保健院就诊。孕 33⁺⁵ 周，超声检查提示：单胎臀位，胎儿头颅超声孕周大于临床孕周；胎儿脑实质回声稍增强，大脑中动脉流速增快（1.81 MoM）；胎儿脾脏、肝脏大；胎儿心胸比增大：考虑胎儿贫血所致；胎儿双侧室管膜下无回声区，考虑囊肿。收入院。

● 病史如表 11.1 所示。

生后 45 分钟入院。

以皮疹、呼吸困难为主要表现。

查体颜面部、颈部散在大面积红色皮疹，面部以口周、眼周为主，为弥漫性红斑样表现。气促、发绀。

母亲孕期无感染、发热等病史。

表 11.1　病史检查及产科处理

项目	检查结果	产科处理
NT	1.1 mm	
无创 DNA	低风险	
地中海贫血基因筛查	阴性	
甲状腺功能	诊断为妊娠合并甲状腺功能减退	口服优甲乐 75 μg/ 天
血型	B，Rh（D）阳性	
不规则抗体	阴性	
OGTT	GDMA1	饮食控制，血糖控制可
系统超声	正常	
生育史	G3P2；既往足月剖宫产 1 子，现体健；既往稽留流产 1 次	

● 孕妇住院期间的检查及处理如表 11.2 所示。

表 11.2　孕妇住院期间的检查及处理

项目	检查结果
胎心监护	反应型
CPR 超声	正常
甲胎蛋白	102.5 ng/mL
血型	B 型，RH（D）阳性
甲状腺功能	FT4 10.97 pmol/L，hTSH 2.74 mIU/L，TPOAb 115.58 IU/mL
不规则抗体	阴性
免疫全套	均为阴性
TORCH	风疹病毒抗体（IgG：阳性），巨细胞病毒抗体（IgG：阳性），其余均为阴性
孕妇心脏超声	未见明显异常
入院后处理	地塞米松 6 mg q12h 促胎肺成熟
复查产科超声	胎儿脑实质回声稍增强；大脑中动脉流速增快（1.8 MoM）；胎儿脾脏、肝脏大；胎儿心胸比增大；考虑贫血所致；胎儿双侧室管膜下无回声区，考虑囊肿；胎儿头颅超声孕周大于临床孕周
产前 MDT	新生儿科、围产外科、产前诊断、产科进行多学科会诊；充分沟通，妊娠 33⁺⁶ 周，已错过产前诊断最佳时机，未行羊水穿刺检查明确有无基因相关疾病；地塞米松促胎肺成熟疗程已完，考虑系短期内出现胎儿相关指标异常，继续待产有胎心消失可能，充分沟通后，地塞米松促胎肺成熟后剖宫产终止妊娠

二、新生儿管理

● 新生儿入院查体：体温 36.8℃，呼吸频率 52 次 / 分，心率 143 次 / 分，神清、反应可，哭声有力。前囟平软。颜面部、颈部散在大面积红色皮疹，面部以口周、眼周为主，为弥漫性红斑样表现，可见周围边缘凸起，未见渗血、渗液，无破溃，未见疱疹样表现，背部及四肢散在褐色网格状及类圆形色素沉积。上眼睑短，下眼睑稍水肿，轻度外翻，嘴唇稍水肿，轻度外翻，双肺呼吸音稍粗，对称。心音有力、律齐。腹软不胀，肝脏右肋下 2.5 cm，剑突下 1.0 cm，质软，边缘锐，脾肋下 0.5 cm，肠鸣音正常。四肢肌张力正常，原始反射可顺利引出。

● 入院主要诊断：①新生儿皮疹原因待查？新生儿红斑狼疮？先天性鱼鳞病？病毒感染？②新生儿湿肺？③早产儿（ 33+6 周）；④低出生体重儿。

● 辅助检查：

（1）炎症指标如表 11.3 所示。

表 11.3　炎症指标

日龄	WBC (×10⁹/L)	N (%)	L (%)	PLT (×10⁹/L)	Hb (g/L)	HCT (%)	CRP (mg/L)	PCT (ng/mL)
1 h	4.8	44.6	42.1	25	192	55.1	< 1.67	—
1 d	9.8	48.5	34.9	27	211	58.7	< 1.67	—
2 d	5.3	44	45	69	179	50.7	4.25	—
3 d	4.1	41.8	38.1	62	169	49	2.6	2.3
4 d	6.2	33	47	57	182	52.5	< 1.67	—
5 d	5.9	33	46	53	184	53.8	< 1.67	—
6 d	5.3	36.3	40	39	166	45.8	< 1.67	—
10 d	7.2	29.8	45.2	44	159	46.2	—	—
11 d	8.8	31	44.9	45	161	46.1	< 1.67	—
12 d	7.3	27	47.4	64	158	45.5	—	—
13 d	4.9	30.1	47.3	74	132	37.2	—	—
15 d	7.2	34.3	42.9	126	148	42.2	—	—

（2）生化、心肌酶检查如表 11.4 所示。

表 11.4　生化、心肌酶检查

日龄	肝肾功					心肌酶	
	ALB/GLO（g/L）	TB/DB（μmol/L）	TBA（μmol/L）	ALT/AST（μ/L）	U/Cr	GGT（U/L）	CK-MB/TnI/MYO
1-d	35/11	85.4/16.9	8.9	14/56	3.11/40	1912	5.8/0.031/105
3+d	29/30	225.4/40.9	14.8	9/30	/	887	/
6+d	31/30	231/43	23.1	9/32	/	749	/
13+d	34/28	127.1/63.7	46.2	69/152	/	367	
22+d	34/27	98/66.8	78.4	91/165	1.3/26	276	4.5/0.306/28.5

（3）病原学检查如表 11.5 所示。

表 11.5　病原学检查

血液类	大小便	咽拭子
免疫全套（－）		
TORCH（－）		单纯疱疹病毒 Ⅱ -DNA（－）
微小病毒 19-DNA（－）		
EB 病毒 -PCR（－）	肠病毒 -RNA（－）	单纯疱疹病毒 Ⅰ -DNA（－）
HCMV-DNA（－）		
	3 次尿 CMV-DNA（－）	

（4）动态心电图示：①窦性心律，最快窦性心室率 208 次 / 分；②单源室上性早搏总数 3 次，成对 1 阵；③ R– R 长间歇≥ 1.0 秒有 1 次，长 1.006 秒，发生在 5:18 分，为窦缓伴不齐。

（5）免疫类检查结果：母血小板抗体阴性；患儿血小板抗体阳性。患儿及母亲抗核抗体谱检查如图 11.1、图 11.2 所示。

项 目	检测方法	结 果	单位	提示	参考区间
抗核抗体谱16项-定量					
抗核抗体(ANA)	间接免疫荧光法	核颗粒型(1:320)			< 1:80
抗线粒体M2抗体,定量	化学发光法	37.09	RU/ML	↑	0.00~20.00
抗着丝点蛋白B抗体,定量	化学发光法	3.05	RU/ML		0.00~20.00
抗双链DNA抗体,定量	化学发光法	<1.00	IU/mL		0.00~10.00
抗组蛋白抗体,定量	化学发光法	<2.00	RU/ML		0.00~20.00
抗Jo-1抗体,定量	化学发光法	<2.00	RU/ML		0.00~20.00
抗nRNP/Sm抗体,定量	化学发光法	>400.00	RU/ML	↑	0.00~20.00
抗核小体抗体,定量	化学发光法	<2.00	RU/ML		0.00~20.00
抗核糖体P蛋白抗体,定量	化学发光法	<2.00	RU/ML		0.00~20.00
抗PCNA抗体,定量	化学发光法	<2.00	RU/ML		0.00~20.00
抗PM-Scl抗体,定量	化学发光法	<2.00	RU/ML		0.00~20.00
抗Ro52抗体,定量	化学发光法	169.85	RU/ML	↑	0.00~20.00
抗SCL-70抗体,定量	化学发光法	<2.00	RU/ML		0.00~20.00
抗Sm抗体,定量	化学发光法	<2.00	RU/ML		0.00~20.00
抗SSA抗体,定量	化学发光法	>400.00	RU/ML	↑	0.00~20.00
抗SSB抗体,定量	化学发光法	19.59	RU/ML		0.00~20.00

图 11.1　患儿抗核抗体谱检查

项 目	检测方法	结 果	单位	提示	参考区间
抗核抗体谱16项-定量					
抗核抗体(ANA)	间接免疫荧光法	核颗粒型(1:1280)			< 1:80
抗线粒体M2抗体,定量	化学发光法	<2.00	RU/ML		0.00~20.00
抗着丝点蛋白B抗体,定量	化学发光法	<2.00	RU/ML		0.00~20.00
抗双链DNA抗体,定量	化学发光法	<1.00	IU/mL		0.00~10.00
抗组蛋白抗体,定量	化学发光法	<2.00	RU/ML		0.00~20.00
抗Jo-1抗体,定量	化学发光法	<2.00	RU/ML		0.00~20.00
抗nRNP/Sm抗体,定量	化学发光法	>400.00	RU/ML	↑	0.00~20.00
抗核小体抗体,定量	化学发光法	<2.00	RU/ML		0.00~20.00
抗核糖体P蛋白抗体,定量	化学发光法	<2.00	RU/ML		0.00~20.00
抗PCNA抗体,定量	化学发光法	<2.00	RU/ML		0.00~20.00
抗PM-Scl抗体,定量	化学发光法	2.45	RU/ML		0.00~20.00
抗Ro52抗体,定量	化学发光法	>400.00	RU/ML	↑	0.00~20.00
抗SCL-70抗体,定量	化学发光法	<2.00	RU/ML		0.00~20.00
抗Sm抗体,定量	化学发光法	<2.00	RU/ML		0.00~20.00
抗SSA抗体,定量	化学发光法	>400.00	RU/ML	↑	0.00~20.00
抗SSB抗体,定量	化学发光法	179.54	RU/ML	↑	0.00~20.00

图 11.2　母亲抗核抗体谱检查

（6）腹部超声检查结果如表 11.6 所示。

表 11.6　腹部超声检查

日龄	检查结果
1 d	肝脏:形态饱满,右叶斜径约5.0 cm,右肋缘下4.0 cm,包膜光滑完整,肝实质回声均质,血管结构清晰,走行自然,门静脉主干内径正常。 脾脏:形态饱满,长径约4.8 cm,厚径约2.5 cm,左肋缘下2.4 cm,包膜完整,实质回声均质,未见明显占位性病变。 双肾无异常
2 d	肝脏:形态正常,右叶斜径约5.1 cm,右肋缘下3.8 cm,包膜光滑完整,肝实质回声均质,血管走行未见异常。右肝内见大小约0.6 cm×0.3 cm不规则无回声区,内透声好,彩色多普勒血流显像(CDFI)示其内未见明显血流信号。 胆囊:餐后未显示。 脾脏:形态饱满,长径约4.7 cm,厚径约2.6 cm,包膜完整,实质回声均质,未见明显占位性病变
3 d	肝脏:形态正常,右叶斜径约5.1 cm,右肋缘下3.6 cm,包膜光滑完整,肝实质回声较均质,肝左叶内见扭曲走行管状回声,范围约0.6 cm×0.4 cm,CDFO示其内未见明显血流信号。 胆囊:餐后3小时,大小约1.2 cm×0.2 cm。胆总管显示不清,第一肝门处门静脉上方局部回声稍增强,其内可见细小无回声区。 脾脏:形态饱满,长径约5.1 cm,厚径约2.1 cm,左腋前线肋缘下2.0 cm,包膜完整,实质回声均质,未见明显占位性病变

日龄	检查结果
17 d	肝脏：形态正常，右叶斜径约 4.8 cm，包膜光滑完整，肝实质回声较均质，肝左叶内见扭曲走行管状回声，范围约 0.6 cm×0.3 cm，CDFI 示其内未见明显血流信号。 胆囊：餐后 3 小时，大小约 0.9 cm×0.2 cm。胆总管显示不清，第一肝门处门静脉上方未见明显条索状及三角形强回声区。 脾脏：形态饱满，长径约 4.4 cm，厚径约 1.9 cm，包膜完整，实质回声均质，未见明显占位性病变。 考虑空腹胆囊细小；肝内无回声区：局部扩张的肝内胆管可能，胆总管显示不清，密切随诊，双肾声像图未见明显异常

（7）皮疹变化情况如图 11.3 所示。

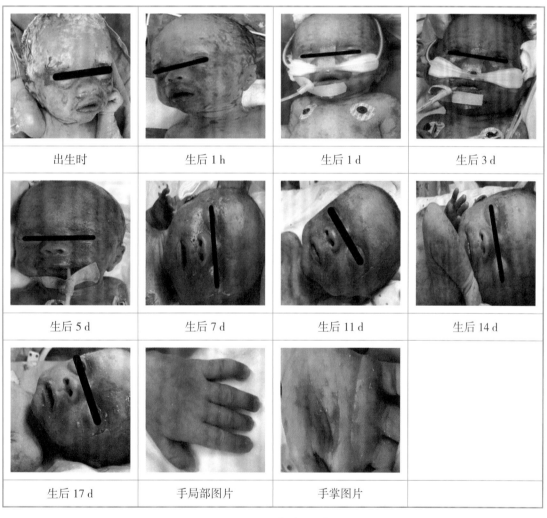

出生时	生后 1 h	生后 1 d	生后 3 d
生后 5 d	生后 7 d	生后 11 d	生后 14 d
生后 17 d	手局部图片	手掌图片	

图 11.3　皮疹变化情况

● 主要治疗 ：

（1）皮肤护理：避光、保持清洁。

（2）存在免疫性血小板减少，予以人丙种球蛋白 1 g/kg，连续使用 3 天，血小板输注 1 次。

（3）存在呼吸困难，予以加温湿化鼻导管吸氧治疗。

（4）肝功损害、胆汁淤积，予以保肝利胆治疗。

● 出院评估：

（1）皮肤情况：皮疹较前逐渐消退，面部可见少许脱屑，未见色素沉着，背部皮肤可见色素沉着伴有局部皮肤萎缩。

（2）呼吸系统：呼吸平稳。

（3）心血管系统：正常。

（4）肝脏较前缩小，肝酶较前下降，胆汁酸仍高，继续口服利胆药物治疗。

● 出院主要诊断：①新生儿红斑狼疮；②新生儿湿肺；③早产儿（33+6 周）；④低出生体重儿；⑤免疫性血小板减少等。

● 出院随访：

（1）纳入高危新生儿随访系统。

（2）2 月后随访皮疹已完全消退，现患儿 1 岁 11 月，电话随访未再出现皮疹，目前未诊断自身免疫性疾病，抗核抗体谱正常。

（3）患儿母亲在患儿出院后 3 个月诊断为干燥综合征。

【病例总结】

新生儿红斑狼疮产前诊断有难度。此产妇既往生育一健康小孩，此次妊娠产检规范，且产妇孕期无特殊不适；首次就诊系超声检查提示胎儿头颅超声孕周大于临床孕周；胎儿脑实质回声稍增强，大脑中动脉流速增快（1.81 MoM）；胎儿脾脏、肝脏大；胎儿心胸比增大，考虑胎儿贫血所致；结合超声检查临床考虑胎儿贫血。总结其考虑的依据系指南推荐 MCA-PSV 大于 1.5 MoM 作为筛查严重胎儿贫血的标准。Mari[2] 等报道的一项包含 111 例贫血高风险胎儿和 265 例无贫血胎儿的大型多中心研究中，中度或重度贫血的 MCA-PSV 单一指标敏感性近 100%，假阳性率为 12%。2009 年，Pretlove[3] 等发表了 MCA 多普勒血流诊断胎儿贫血价值的 Meta 分析，包含 25 项研究和 1639 名参与者，其中 9 项研究的数据可以合并，MCA-PSV 诊断胎儿重度贫血的敏感性 75.5%，特异性 90.8%；通过监测 MCA-PSV 的变化趋势，可以将假阳性率控制在 5% 以内。此例病例主要表现为超声提示胎儿大脑中动脉流速增快（1.81 MoM），且连续监测均提示胎儿大脑中动脉流速增快，故产前诊断考虑胎儿贫血可能，但新生儿出生后血红蛋白正常，血小板明显降低，最终诊断为新生儿红斑狼疮。故胎儿超声提示异常，其可能病因众多，对于孕晚期超声提示胎儿异常，产前诊断有一定难度。

新生儿红斑狼疮发病率约为 1/20000。抗 SSA 和（或）抗 SSB 抗体阳性母亲所生婴儿中有 2% 可能患新生儿红斑狼疮[1]。NLE 患儿通常以皮肤损害、心脏损害为主要表现，同时可伴有消化系统、血液系统、呼吸系统、神经系统等不同程度的损害。

一、诊断标准

（1）新生儿房室传导阻滞和新生儿或母亲抗 SSA、抗 SSB 抗体阳性。

（2）经组织病理学及皮肤科专家确定的与 NLE 相关皮肤损伤和新生儿或母亲抗 SSA、抗 SSB 或抗 U1RNP 抗体阳性。符合以上诊断标准之一可确诊 NLE。

二、临床表现

NLE 可分为 3 种临床类型：①暂时性皮肤狼疮损害（C-NLE）；② C-NLE 伴血液、肝脏等多器官损伤表现；③新生儿心脏受累伴或不伴 C-NLE[1]。

（1）皮肤损害：C-NLE 是 NLE 最常见的临床表现，见于 15%~25% 的 NLE 患儿。女性婴儿更易患 C-NLE，女男比例为 2:1 至 3:1，这可能与雌激素导致的角质细胞表面 La 蛋白及 Ro 蛋白高表达有关[4-6]。皮肤损伤好发部位依次为：颜面部、眶周、头皮、躯干、四肢两侧和手、足掌面皮肤，很少见毛囊堵塞或皮肤萎缩。皮疹表现形式、形态可多样：①常为不规则小圆形或椭圆形、环状红色或暗紫红色皮疹，眶周皮损融合成片，可呈特征性的"鹰眼样"外观。②大疱性病变。③可类似于大理石样皮肤毛细血管扩张、厚大泡性脓疱疮、原发性单纯疱疹感染和多形红斑[7-9]。皮肤损害一般在生后 6 个月恢复正常，少数可能遗留毛细血管扩张及皮肤萎缩。

（2）心脏损害：NLE 心脏损伤包括先天性心脏传导阻滞、心肌炎、心肌病和充血性心力衰竭等。合并心脏异常的 NLE 死亡率为 20%，起搏器植入率为 70%[10]。心脏典型病理组织学主要为房室结缺失或降解、心肌细胞纤维化、钙化或脂肪组织取代。心肌细胞上存在 IgG、补体及纤维蛋白，补体沉积与炎症细胞浸润导致心室心内膜的心肌弹力纤维增生，进而破坏了传导系统，最终引起胎儿心肌炎[11]。抗 SSA 抗体阳性母亲若生育的上一胎存在心脏 NLE，则下一胎生育心脏 NLE 的患儿率会增高 5~10 倍[10]。

（3）其他脏器损害：①血液系统：以免疫性血小板减少、免疫性贫血为主要表现，可伴有白细胞下降。②肝、脾脏系统：可出现肝酶异常，同时可合并胆汁酸升高，可存在一过性脾大。一般肝功能轻度异常可逐渐消失，于随访 12 个月左右恢复，但仍需注意严重肝脏损伤引起肝功能衰竭可能。③神经系统及肾脏系统损害较少见。

三、治疗

（1）皮肤护理：通常无须特殊处理，皮疹会自行消退，少数患儿可遗留色素沉积。有文献指出光照可能诱发皮疹的发生。

（2）房室传导阻滞：心脏起搏器治疗。

（3）严重血小板减少、贫血、重症心肌炎者：①丙球 0.5~1 g/（kg·d），连用 3~5 天。②泼尼松 2 mg/（kg·d），短期使用。③输血纠正，血浆置换。

四、随访

多数 NLE 预后良好，皮肤、肝脏及血液病变都会在患儿 6~12 个月时恢复正常，很少留下后遗症，心脏损害通常是持久性损伤。12% NLE 患儿可发展为自身免疫性疾病，如幼年特发性关节炎（JIA）、系统性红斑狼疮（SLE）、桥本甲状腺炎、牛皮癣、糖尿病等。因此 NLE 患儿需长期随访。

五、总结

综上所述，新生儿红斑狼疮虽是一种罕见性疾病，但若能掌握其特殊的皮肤表现及涉及的相关脏器损害特点，在临床实践中一线工作者也能够尽快认识到并做相应的检查进行确诊。

该类患儿有一定概率从被动获得性免疫损害发展成自身免疫损害，因此需纳入长期追踪随访。此外，有文献指出分娩 NLE 患儿的母亲中，约有 50% 生产前无自身免疫损害症状进展为自身免疫疾病的风险，其中 28% 可能发展为干燥综合征，19% 可能发展为系统性红斑狼疮[12]，患儿的母亲同样需要纳入长期随访追踪。因此推广产前常规检测自身抗核抗体能在很大程度上减少重症 NLE 患儿的出生。

参考文献

[1] Garcia S，Campos-de-Carvalho A C. Neonatal lupus syndrome: the heart as a target of the immune system[J]. An Acad Bras Cienc, 2000, 72(1): 83-89.

[2] Mari G, Deter R L, Carpenter R L, et al. Noninvasive diagnosis by Doppler ultrasonography of fetal anemia due to maternal redcell alloimmunization. Collaborative Group for Doppler Assessment of the Blood Velocity in Anemic Fetuses[J]. N Engl J Med, 2000, 342(1): 9-14.

[3] Pretlove S J, Fox C E, Khan K S, et al. Noninvasive methods of detecting fetal anaemia: a systematic review and meta-analysis[J]. BJOG, 2009, 116(12): 1558-1567.

[4] Franco H L，Weston W L，Peebles C，et al. Autoantibodies directed against sicca syndrome antigens in the neonatal lupus syndrome[J]. J Am Acad Dermatol, 1981, 4(1):67-72.

[5] Weston W L，Morelli J G，Lee L A. The clinical spectrum of anti-Ro-posltive cutaneous neonatal lupus erythematosus[J]. J Am Acad Dermatol, 1999, 40(5 Pt 1): 675-681.

[6] Ng P P，Tay Y K，Giam Y C. Neonatal lupus erythematosus : our local experience[J]. Ann Acad Med Singapore, 2000, 29(1): 114-118.

[7] Cimaz R，Spence D L，Hornberger L，et al. Incidence and spec-trum of neonatal lupus erythematosus : a prospective study of in-fants born to mothers with anti-Ro autoantibodies[J]. J Pediatr, 2003, 142(6): 678-683.

[8] Neiman A R，Lee L A，Weston W L，et al. Cutaneous manifesta-tions of neonatal lupus without heart block : characteristics of mothers and children enrolled in a national registry[J]. J Pediatr, 2000, 137(5): 674-680.

[9] 周志轩，吴凤岐，黄小兰. 新生儿红斑狼疮临床特征和远期随访 [J]. 中国循证儿科杂志，2009, 4(7): 534-539.

[10] Yokogawa N, Sumitomo N, Miura M, et al. Neonatal lupus erythematosus[J]. Nihon Rinsho Meneki Gakkai Kaishi, 2017, 40(2): 124-130.

[11] Stevens A M, Hermes H M, Rutledge J C, et al. Myocardial-tissue-specific phenotype of maternal microchimerism in neonatal lupus congenital heart block[J]. Lancet, 2003, 362(9396): 1617-1623.

[12] Rivera T L, Izmirly P M, Birnbaum B K, et al. Disease pro-gression in mothers of children enrolled in the Research Registry for Neonatal Lupus[J]. Ann Rheum Dis, 2009, 68(6): 828-835.

病例 12 芬兰型先天性肾病综合征的一体化管理

» 病例提供者

产　　科：刘兆明
新生儿科：胡　茜

【诊疗概述】

先天性肾病综合征（congenital nephrotic syndrome，CNS）是指出生时即存在或生后3个月内发生的肾病综合征。临床表现为大量蛋白尿、低白蛋白血症、水肿和高胆固醇血症。大多数芬兰型先天性肾病综合征（congenital nephrotic syndrome of the Finnish type，CNF）的婴儿为早产儿，出生体重相对其胎龄应有的体重偏低，胎盘超过出生体重的25%，并常存在宫内窘迫。

【诊疗经过】

<table>
<tr><td>转新生儿科。</td></tr>
</table>

● 出生后状况:因"早产后 41 分钟,气促、发绀 10 分钟"入院。胎龄 36^{+5} 周,因"胎儿窘迫、重度子痫前期"未临床剖宫产,出生体重 2160 g,羊水 Ⅱ 度,500 mL,胎盘大小 20 cm × 18 cm × 2 cm,重 800 g,脐带绕颈 1 周,无胎膜早破。Apgar 评分 10 分—10 分—10 分。产前胎心监护提示可疑,考虑胎儿窘迫。患儿生后 31 分钟出现气促、发绀、呼吸困难。

<table>
<tr><td>早产、胎盘重量/出生体重 > 25%。</td></tr>
</table>

● 其母孕期合并重度子痫前期,产前尿常规示尿隐血 ++,尿蛋白 ++;产前 24 小时尿蛋白 5.53 g/24 h;产后尿常规示尿隐血 +++,尿蛋白 ++;产后 24 小时尿蛋白 2.11 g/24 h。

● 否认肾病家族史。

● 入院查体:体温 36.3℃,呼吸频率 60 次/分,心率 162 次/分,出生体重 2160 g,血压 61/32(43)mmHg,SPO$_2$ 85%~89%(大气下),神志清楚,全身无水肿,前囟平软,唇周发绀,气促,可见吸气性三凹征,双肺呼吸音粗,对称,未闻及啰音。心音有力,律齐,未闻及明显杂音。腹软,肝脾不大,肠鸣音正常。四肢肌张力正常,肢端暖,CRT 2 秒,股动脉、桡动脉搏动有力。

<table>
<tr><td>水肿。</td></tr>
</table>

● 生后 7 天出现胫前及双侧阴唇轻度水肿,生后 11 天双下肢、腹壁水肿。住院期间尿量、血压正常。

<table>
<tr><td>NPHS1 基因有 1 个纯合突变。</td></tr>
</table>

● 完善辅助检查和实验室检查。

● Trios 全外显基因检查如表 12.1 所示。

表 12.1　Trios 全外显基因检查

基因	染色体位置	转录本外显子	核苷酸氨基酸	纯合/杂合	正常人群频率	预测	ACMG 致病性分析	疾病/表型(遗传方式)	变异来源
NPH SI	chr19:363 22260	NM_0046 46;exon26	c.3325C>T (p.R1109X)	hom	0.0002	–	Pathogenic	肾病综合征 Ⅰ 型（AR）	父母

● 尿常规如表 12.2 所示。

表 12.2　尿常规

日龄	蛋白	潜血	红细胞
2 d	+++	+++	8
4 d	+++	+++	246
5 d	+++	+++	168
7 d	+++	+++	263
9 d	+++	+++	52
12 d	+++	+++	50
16 d	+++	+++	488

- 随机尿蛋白 / 尿肌酐 81。
- 肾功：尿素氮 2.21 mmol/L，肌酐 19 μmol/L，尿酸 102 μmol/L。
- 肾脏超声正常。
- 肾活检未做。
- 白蛋白和球蛋白如图 12.1 所示。

大量蛋白尿。

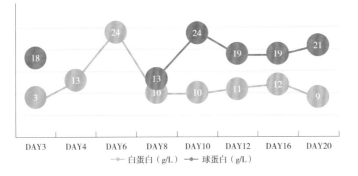

图 12.1　生后 20 天白蛋白和球蛋白变化

低蛋白血症。
生后 3 天至生后 9 天，每天静脉补充白蛋白 1 g/kg；生后 11 天至生后 17 天隔日补充白蛋白 1 g/kg。
生后第 9 天静脉补充球蛋白 1 g/kg。

- 免疫球蛋白：IgA< 0.1 g/L，IgG< 0.75 g/L，IgM 0.5 g/L。
- 血脂：胆固醇 7.51 mmol/L，甘油三酯 2.6 mmol/L，高密度脂蛋白 1.82 mmol/L，低密度脂蛋白 4.13 mmol/L，脂蛋白 325 mg/L。
- 甲功结果如表 12.3 所示。

高胆固醇血症。

表 12.3　甲功

日龄	FT3（pmol/L）	FT4（pmol/L）	hTSH（mIU/L）
9 d	3.67	12.92	9.48
16 d	3.65	9.06	11.14

甲状腺功能减低：口服优甲乐 10 μg/（kg · d）。

甲状腺超声正常。

凝血功能：APTT 49.5 s，PT 11 s，INR 0.94，FIB 5.7 g/L，FDP 17.7 mg/L，D–D 8.79 mg/L FEU。

AT3 18%。血常规正常。TORCH，免疫全套均阴性。

心脏超声：动脉导管未闭，房间隔卵圆孔未闭，三尖瓣中度反流，中度肺动脉高压。

头颅超声：双侧室管膜下不均质稍高回声。

胸片：双肺少许渗出性病变。

生后 20 天签字出院。

出院时情况：

（1）眼睑、腹壁、下肢水肿。

（2）白蛋白 9 g/L，球蛋白 21 g/L。

（3）肠道超声：肠腔积液，腹腔积液。

（4）胸腔超声：正常。

（5）头颅超声：右侧室管膜下不均质稍高回声，左侧室管膜下无回声区。

（6）呼吸系统：呼吸平稳。

（7）神经系统：aEEG 及 GMs 正常，临床无神经系统异常表现。

（8）听力：正常。

（9）肠内营养：奶量 145 mL/（kg·d）。

（10）体格发育：矫正胎龄 39^{+4} 周，体重 2580 g（P5~P10）。

出院诊断：①芬兰型先天性肾病综合征；②新生儿湿肺；③新生儿 I 型呼吸衰竭；④新生儿甲状腺功能减低；⑤新生儿腹腔积液；⑥早产儿；⑦动脉导管未闭；⑧房间隔卵圆孔未闭；⑨早产儿脑室周围 - 脑室内出血 I 度；⑩低出生体重儿。

出院后随访情况：

（1）继续口服卡托普利、双嘧达莫、优甲乐。

（2）监测患儿水肿、尿量、精神状况等一般情况，注意有无感染、出血、肢体栓塞等情况。

（3）3~5 天血常规、肝肾功能、尿常规，1~2 周复查凝血功能、胸腹部超声，口服优甲乐 2 周后复查甲功。

（4）生后 6 月电话随访，患儿水肿明显，尿量减少，曾到门诊输注过白蛋白，拒绝透析治疗，自行居家，后失访。

对症治疗：①抗凝：双嘧达莫 1 mg/kg，q12h；②静脉输注新鲜冰冻血浆。

呼吸支持：加温湿化鼻导管吸氧 3 天。

出院时情况。

出院诊断。

出院后随访。

【病例总结】

NPHS1 基因突变所致的先天性肾病综合征，临床上多指芬兰型先天性肾病综合征，在芬兰的活产儿发病率约为 1/8200[1]。芬兰型先天性肾病综合征是一种常染色体隐性遗传疾病，男女发病率相当。病例特点是出生即有大量蛋白尿、大胎盘、水肿、早产、低蛋白血症[2]。

一、病因

NPHS1 为常染色体隐性遗传，位于常染色体 19ql2-ql3.1，编码足细胞裂孔隔膜蛋白 Nephrin，Nephrin 胞内段羧基端与足细胞上另一裂孔隔膜蛋白 Podocin 羧基端相互作用，联合 CD2AP 等分子，构成肾小球足细胞裂孔隔膜分子复合物，维持肾小球正常滤过功能[3-4]。NPHS1 基因突变致使肾小球毛细血管滤过结构改变，从而导致大量蛋白尿，尿蛋白丢失伴随着显著的低蛋白血症和严重的低丙球蛋白血症。这些改变继而导致婴儿生长较差、高度易感细菌感染以及血栓栓塞并发症（肾病综合征及低蛋白血症是血栓发生的风险因素）。甲状腺素结合蛋白经尿丢失可引起甲状腺功能减低。终末期肾病通常出现在 3~8 岁。

二、诊断标准

肾病综合征的特征表现及 NPHS1 基因突变。

（1）产前诊断：CNF 在胎儿早期即有表现，始于胎龄 15~16 周，初始症状是胎儿蛋白尿，可导致羊水甲胎蛋白浓度增加至 10 倍以上，推荐高风险家庭进行 CNF 的产前诊断。然而，假阳性结果亦可发生，因此对于存在遗传信息的家庭，需进行遗传连锁及单倍体分析来降低假阳性风险。

（2）新生儿管理：本病例最终诊断为芬兰型先天性肾病综合征。其病理生理为 NPHS1 所致先天性肾病综合征的病理类型主要为局灶节段性肾小球硬化、弥漫性系膜硬化及微小病变[5]。CNF 中的肾病综合征几乎对糖皮质激素和免疫抑制剂抵抗，并且对感染高度易感。治疗以对症支持治疗为主，包括每日或每隔一日白蛋白输注、丙种球蛋白补充、采用高蛋白低盐膳食营养、补充维生素和甲状腺素，以及预防感染和血栓并发症；血管紧张素转化酶抑制剂（ACEI）联合吲哚美辛减少蛋白排泄；后期可行双侧肾切除、透析及肾移植治疗[6]。

三、总结

先天性肾病综合征无特效治疗，病情进展快，预后差，大多数 2~3 岁内进入尿毒症期。芬兰型先天性肾病综合征系 NPHS1 基因突变，几乎对糖皮质激素和免疫抑制剂抵抗，主要以对症治疗为主，后期可行肾切除、透析及肾移植治疗。移植肾亦可发生肾病综合征。

参考文献

[1] Huttunen N P. Congenital nephrotic syndrome of Finnish type. Study of 75 patients[J]. Arch Dis Child, 1976, 51(5): 344-348.

[2] Machuca E, Benoit G, Nevo F, et al. Genotype-phenotype correlations in non-Finnish congenital nephrotic syndrome[J]. J Am Soc Nephrol, 2010, 21(7): 1209-1217.

[3] Kestilä M, Männikkö M, Holmberg C, et al. Congenital nephrotic syndrome of the Finnish type maps to the long arm of chromosome 19[J]. Am J Hum Genet, 1994, 54(5): 757-764.

[4] Koziell A, Grech V, Hussain S, et al. Genotype/phenotype correlations of NPHS1 and NPHS2 mutations in nephrotic syndrome advocate a functional inter-relationship in glomerular filtration [J]. Hum Mol Genet, 2002, 11(4): 379-388.

[5] 李国民, 徐虹. 人类的先天性肾病综合征芬兰型致病基因研究进展 [J]. 中华肾脏病杂志, 2013, 29(3): 237-240.

[6] Bérody S, Heidet L, Gribouval O, et al. Treatment and outcome of congenital nephrotic syndrome [J]. Nephrol Dial Transplant, 2019, 34(3): 458-467.

病例 13 新生儿窒息多器官损害的早期识别与管理

» 病例提供者

新生儿科：欧姜凤

【诊疗概述】

新生儿窒息及其并发症是新生儿死亡的主要原因。窒息可引起缺氧缺血，造成脑、心、肺、肝、胃肠等多器官不同程度损伤和多系统功能障碍，进一步导致多器官功能衰竭而致残和死亡，应引起儿科医师高度关注。

【诊疗经过】

一、产妇管理

因"胎儿窘迫"未临产急诊剖宫产。

● 产前 1 天，无明显诱因胎动减少，未就诊，入院当天仍有胎动减少，产前胎心减速，110 次 / 分，PSV62 –36 cm/s，CPR 0.72~0.86，胎心监测无反应型。

二、新生儿管理

● 出生时间：2021.5.2　17:41。

● 主诉：新生儿窒息复苏后，呼吸困难 26 分钟。

明确的宫内窘迫史：胎心、胎监异常；脐带绕颈、扭转。

新生儿窒息诊断明确：Apgar 评分 6 分—9 分—10 分，出生时脐动脉血 pH < 7。

● 生产史：患儿系 G3P2，胎龄 33^{+6} 周，单胎，因"胎儿窘迫，生长受限？"未临产剖宫产，出生体重 1490 g，羊水 0 度，400 mL，胎盘植入，大小约 15 cm × 14 cm × 1.5 cm，重 255 g，脐带 60 cm，绕颈 1 周，扭转 35 周，无胎膜早破。

● 复苏过程：生后有喘息样呼吸，心率大于 100 次 / 分，予以 DCC 50 秒后接面罩 T 组合正压通气（PIP/PEEP 20/6~8 cmH_2O，FiO_2 30%~60%），生后 5 min 停止正压通气，继续 T 组合辅助通气（FiO_2 30%~40%，PEEP 6 cmH_2O），Apgar 评分 6 分—9 分—10 分。脐动脉血气分析：pH 6.92，BE –19.6 mmol/L，乳酸 > 15 mmol/L。

● 母孕史：母亲合并 GDM A1，饮食、运动控制，否认其他异常妊娠病史。

转 NICU。

● 生后 31 分钟，因"新生儿窒息、新生儿呼吸困难"在 Shuttle 转运下（CPAP 30%，PEEP 6 cmH_2O）入科。

● 新生儿科查体：体温 36.5℃，呼吸频率 49 次 / 分，心率 140 次 / 分，CPAP 下血氧饱和度维持在 90%~94%，发育可，神清、反应可，哭声有力。面色红润，前囟平软，唇周无发绀。双肺呼吸音稍粗，对称，未闻及啰音。心音有力、律齐，未闻及明显杂音。腹软，肝脾不大，肠鸣音 1~2 次 / 分，音调稍低，欠连续。四肢肌张力稍弱，肢端暖和。原始反射顺利引出。

呼吸支持：存在 I 型呼吸衰竭 CPAP×7 d、HFNC×7 d。

维持酸碱平衡：生理盐水快速补液、1.4% $NaHCO_3$ 纠酸。

预防低血糖：维持血糖 3.3~4.4 mmol/L[1]。

● 入院主要诊断：①新生儿窒息；②窒息后多器官损害？③新生儿呼吸困难原因待查：新生儿肺炎？新生儿呼吸窘迫综合征？

④早产儿（33^{+6}周）；⑤极低出生体重儿；⑥小于胎龄儿。

● 血气分析如表 13.1 所示。

氨苄西林＋头孢他啶
×3 d 预防感染。

表 13.1　血气分析

时间	日龄	pH	PO$_2$ (mmHg)	PCO$_2$ (mmHg)	Lac (mmol/L)	HCO$_3^-$ (mmol/L)	BE (mmol/L)	Glu (mmol/L)	K (mmol/L)	Ca (mmol/L)	Na (mmol/L)
脐动脉血气		6.92			>15	12.6	−19.6				
5.2 18:34	1 h	7.077	84.6	33.4	19	9.8	−20.2	4.7	4.2	1.24	131
5.2 19:42	2 h	7.126	102	30.7	18	10.1	−19.1	3.1	4.1	1.17	131
5.2 21:39	4 h	7.242	53.5	40.8	13.2	17.6	−9.8	3.6	4.4	1.07	131
5.3 00:59	7 h	7.278	50.7	32.3	12.4	15.1	−11.6	4.5	4.3	1.02	127
5.3 10:48	17 h	7.28	64.3	36	10.4	16.9	−9.9	5.4	4.2	1.03	127
5.3 20:40	1 d 3 h	7.27	51.1	54.5	4.1	25.1	−1.8	4.1	3.4	1.23	132
5.5 10:47	2 d 17 h	7.462	110	36.9	2.6	26.4	2.6	2.5	3.6	0.94	136
5.6 14:37	3 d 21 h	7.435	90.5	45.1	4.1	30.2	6.0	4.3	3.4	0.89	143
5.6 23:04～5.8 18:19 CRRT	4+d~6+d 体内	7.289~7.465	44.2~91.7	35.0~50.6	1.0~2.8	17.9~30.7	−8.6~5.8	2.7~9.5	2.9~4.6	0.74~1.13	132~142
	4+d~6+d 体外	7.216~7.34	29.4~44.5	35.9~52.3	1.1~2.3	15~28	−12.6~2.2	2.4~8.6	2.6~3.7	0.28~0.51	136~146
5.9 09:47	6 d 16 h	7.535	53.9	34.8	1.6	29.4	6.8	3.2	3.8	1.01	137
5.10 11:20	7 d 17 h	7.484	41.9	40.8	4.7	30.7	7.2	3.1	3.6	0.86	143
5.11 11:21	8 d 17 h	7.545	118	33	4.1	28.6	6.1	6.6	5.6	1.48	137
5.14 11:05	11 d 17 h	7.465	87.8	31.8	2.5	22.9	−0.9	2.4	4.8	1.75	140
5.26 11:03	23 d 17 h	7.502	129	31	1.0	24.3	1.2	5.1	4.0	1.36	136

● 炎症指标如表 13.2 所示。

表 13.2 炎症指标

时间	日龄 (d)	WBC (×10⁹/L)	N (%)	L (%)	PLT (×10⁹/L)	Hb (g/L)	HCT (%)	CRP (mg/L)	PCT (ng/mL)	I/T (%)
5.3 10:49	1−	7.5	86.1	8.9	63	188	51.8	10.55		
5.3 18:56	1	6.8	88.9	7.9	18	163	47.6	12.92	2.82	—
5.4 04:42	1+	5.3	85.6	10.4	79	139	40.2			
5.4 14:39	2−	5.0	83.4	12.6	55	136	38.7	9.21		
5.5 10:47	2+	6.1	70.3	24.8	31	162	45.3	7.41	1.54	10
5.5 18:50	3	4.1	67.6	26.3	96	113	32.6	5.73		
5.6 14:37	4−	4.7	58.6	30.1	48	118	34.8	6.26		
5.7 10:19	4+	3.0	48	43	7	116	34.8	3.42		
5.8 09:18	5+	3.1	48	38	56	105	30	1.84		
5.9 09:52	7−	4.5	39	44	22	120	35.6	2.1		
5.9 11:47	7−	5.6	40	40	29	137	40.8			
5.9 22:55	7+	4.1	49.5	23.9	9	104	30.6			
5.10 07:48	8−	4.6	49	27.9	83	94	27.3	1.71	0.12	7
5.11 11:25	8+	5.7	38	52	84	97	28.9			
5.12 12:22	9+	6.1	38.9	39.8	54	150	44.8	< 1.67		
5.13 11:27	10+	4.5	39	44	22	120	35.6	2.1		
5.14 10:53	11+	5.6	38.1	44.3	57	137	40.9			
5.17 12:17	14+	6.3	40.7	42.6	101	151	46.6			
5.24 11:51	21+	7.7	48.6	35.9	190	137	40.9	< 1.67		
5.26 10:27	23+	5.2	39.5	47.3	162	116	34.3	< 1.67		
6.4 23:09	33+d	8.7	35.3	50.1	230	98	29.8	< 1.67		

提升血小板：穿刺部位止血困难，伴上消化道出血，伴反复血小板下降，血小板抗体阳性，予以输注血小板 ×4 次（5.3，5.5，5.7，5.9）提升血小板及丙种球蛋白中和抗体 ×4 d（5.6—5.9）。

5.6 及 5.11 因贫血输注红细胞悬液纠正贫血。

● 凝血功能如表 13.3 所示。

表 13.3　凝血功能

时间	日龄(d)	APTT (s)	PT (s)	INR	TT (s)	FIB (g/L)	FDP (mg/L)	D-D (mg/L)
5.3 20:38	1+	73.4	27	2.39	27	0.6	18.6	7.63
5.4 05:51	1+	51.7	15	1.32	18	0.9	10.6	4.08
5.4 14:39	2−	62.9	18	1.54	26	0.9	15.3	5.44
5.5 10:47	2+	65.7	18	2.56	26	1.3	8.9	3.37
5.6 19:29	4+	47.4	19	1.61	31	0.6	23.4	10.6
5.7 10:19	5−	83.2	22	1.88	31	< 0.5		10.14
5.7 22:50	5+	> 170	19	1.62	31	0.4	39.4	19.19
5.8 09:18	6−	52.5	18	1.56	29	< 0.5		51.17
5.9 09:52	6+	48	17	1.49	23	0.9	27.5	12.08
5.9 22:55	7+	50	20	1.78	30	< 0.5	23.5	10.84
5.10 11:22	8−	42.9	17	1.43	22	1.0	19.9	9.43
5.11 11:25	8+	42.9	21	1.79	24	0.7	15.3	6.60
5.26 10:27	13+	52.9	14	1.17	23	1.4	2.1	0.96

● 肝功能如表 13.4 所示。

表 13.4　肝功能

时间	日龄(d)	TP (g/L)	Ab (g/L)	ALP (U/L)	ALT (U/L)	AST (U/L)	TB (μmol/L)	DB (μmol/L)	TBA (μmol/L)
5.3 10:49	1−	49	27	89	217	660	76.1	9.9	
5.5 10:47	2+	49	27	89	176	226	193.5	12.1	
5.7 10:19	4+	52	36	67	91	50	193.8	26.4	
5.8 09:18	5+	67	41	74	73	81	200.9	17.2	
5.9 09:52	6+	60	37	119	62	28	192.5	19.8	
5.21 10:14	18+	57	34	241	10	31	119	52	77.7
5.27 11:33	24+	57	34	258	29	59	103.7	59.7	99.1

肝损害：ALT > 80 U/L，存在肝损害，予以阿拓莫兰保肝、补充维生素 K1。
纠正低蛋白血症：住院期间补充白蛋白 ×3 次（5.4—5.6），1 g/（kg·d）。
利胆：胆汁酸及直接胆红素升高，考虑肠外营养相关性胆汁淤积症，口服熊去氧胆酸胶囊利胆。

● 心肌标志物如表 13.5 所示。

表 13.5　心肌标志物

时间	日龄(d)	CK-MB(μg/L)	hsTnI(μg/L)
5.5 10:47	2+	68.2	0.135
5.9 09:53	6+	16.2	0.036

● 肾功能如表 13.6 所示。

表 13.6　肾功能

时间	日龄(d)	Cr(μmol/L)	UA(μmol/L)	BUN(mmol/L)
5.310:49	1−	96	596	8.91
5.5 10:47	2+	90	230	9.44
5.7 10:19	4+	33	66	1.91
5.8 09:18	5+	28	37	0.82
5.9 09:52	6+	66	112	1.51
5.21 10:14	18+	24	127	4.23

● 电解质如表 13.7 所示。

表 13.7　电解质

时间	日龄(d)	K(mmol/L)	Na(mmol/L)	Cl(mmol/L)	Ca(mmol/L)	P(mmol/L)	Mg(mmol/L)
5.3 10:49	1−	4.8	133	95	1.70	0.62	0.63
5.5 10:47	2+	3.6	140	94	1.73	3.65	0.51
5.7 10:19	4+	3.4	138	104	2.23	0.85	0.75
5.8 09:18	5+	5.4	139	97	2.28	2.30	1.04
5.9 09:52	6+	3.5	138	95	1.94	1.86	0.65
5.21 10:14	18+	4.6	138	106	2.57	1.96	1.05

● 出入量及体重变化如图 13.1 所示。

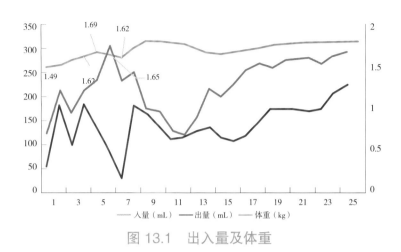

图 13.1　出入量及体重

● 奶量及输液量如图 13.2 所示。

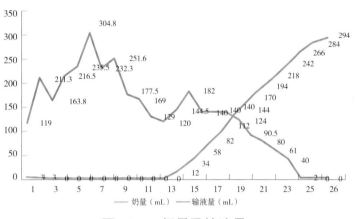

图 13.2　奶量及输液量

胃肠道损害：生后反复上消化道出血，胃肠减压引流出暗红色或咖啡色絮状物，予以禁食、西咪替丁抑酸、护胃、去甲肾上腺素胃内保留以及蛇毒血凝酶输注止血等处理。

营养支持：全肠外营养 10 d，补充适宜钙、磷、镁、钾、多种维生素及微量元素等。生后 12 d 母乳 / 深度水解奶开奶后，生后 18 d 添加强化剂，生后 23 d 足量强化，开奶后历时 10 d 达全肠内营养。

● 疼痛管理：CRRT 期间患儿稍烦躁，根据患儿疼痛评估调节枸橼酸芬太尼镇痛剂量。

● 护理支持：中心静脉置管、ABP 及 CVC 置管管路维护，防压疮。① CVC 置管 2+ 天，PICC 置管 18+ 天，ABP 置管 2+ 天无导管相关性血流感染；②住院期间无皮肤及肺部感染，无院感发生。

● 出院评估：

（1）肺：呼吸平稳，脱氧，血气分析未提示呼吸衰竭。

（2）心：心音有力，律齐，心肌标志物正常，心脏彩超 EF 值正常。

（3）脑：头颅彩超示左侧室管膜下无回声区（约0.4 cm×0.2 cm）；aEEG及GMs正常，临床无神经系统异常表现；头颅MRI示左侧顶部及邻近脑沟回异常信号（范围约1.6 cm×0.7 cm），考虑硬膜下血肿及蛛网膜下腔出血，小脑半球散在小出血灶。

（4）肝：肝功能正常。

（5）肾：肾功能正常。

（6）听力：AABR左耳通过，右耳未通过。

（7）眼底：无ROP。

（8）甲功：正常。

（9）肠内营养：奶量168.8 mL/（kg·d），热卡141.9 kcal/（kg·d）。

（10）体格发育：矫正胎龄37^{+3}周，体重1800 g（＜P3）、头围31.5 cm（P10~P25）、身长41.5 cm（＜P3）。

● 出院主要诊断：①新生儿窒息（重度）；②窒息多器官损害（心、脑、肺、肝、胃）；③早产儿（33^{+6}周）；④极低出生体重儿；⑤新生儿凝血功能障碍；⑥新生儿代谢性酸中毒；⑦高乳酸血症；⑧电解质紊乱：低钙、低钠、低钾、低镁、高磷血症；⑨新生儿贫血；⑩新生儿低蛋白血症；⑪新生儿免疫性血小板减少症；⑫宫外生长发育迟缓等。

● 随访计划：

（1）半月复查肝功、胆汁酸。

（2）半月复查头颅超声，3月后复查头颅MRI。

（3）1月复查AABR。

（4）监测生长发育及喂养情况。

【病例总结】

新生儿窒息多器官损害发生率，各家报道不一致，与医院诊断标准、监护条件、监测指标等有关，窒息缺氧（宫内窘迫及生后窒息）是多器官损害的根本原因。新生儿窒息的本质是由于胎盘血流气体交换障碍造成低氧血症、高碳酸血症及代谢性酸中毒。新生儿窒息抑制心脏功能，导致心源性休克，产生持续的血管扩张，引起主动脉舒张压下降，促使冠状动脉灌注、全身灌注不足，进一步累及各器官的灌注压，导致窒息多器官损害[2]。临床上，窒息多器官损害发生率、病死率较高，且与永久性神经系统后遗症有关，因此重症宫内窘迫及重症窒息是临床医师关注的重点。此类病例的处理上，首先要了解临床特点、明确诊断，以便尽早干预。

一、诊断

2016 年以前，国内外尚无新生儿窒息多器官损害的多中心研究，更无公认的诊断标准、规范或指南。在清华大学自主科研基金资助下，全国新生儿窒息多器官损害临床诊断多中心研究协作组成立，2016 年，虞人杰[3]等制定了新生儿窒息多器官损害的临床诊断标准：

（1）明确的围产期窒息及缺氧病史：推荐 Apgar 评分与脐动脉血 pH 结合诊断新生儿窒息[4]。具体来说：①胎心、胎心监测异常；脐带绕颈、扭转；②新生儿窒息诊断明确，Apgar 评分 1 min < 7 分，出生时脐动脉血 pH < 7.0。

（2）2 个或以上器官损害为窒息多器官损害：心脏损害、肝损害、肺损害、胃肠道损害。

窒息多器官损害累及器官的具体分析显示，脑损害发生率最高，其次是肝、肺、心脏和肾脏[2, 5]。本病例早产儿窒息多器官损害诊断明确，患儿未发生缺氧缺血性脑病表现，而出现颅内出血脑损害，考虑与早产及窒息缺氧早期通过海豹潜水反射，保护重要器官的血流灌注有关[6]。

二、窒息多器官损害的围产期高危因素

在产房需要心肺复苏的窒息患儿，合并严重胎儿酸中毒时可以明显增加预后不良的危险性[7]。脐动脉血气分析能反映胎儿缺氧和代谢性酸中毒的严重程度，重度窒息严重代谢性酸中毒组（pH < 7.0）中，多器官损害占 90.7%；多器官损害组病死率为 4.9%，且死亡病例均在重度窒息合并严重酸中毒且发生多器官损害组[2]。因此，加强逐级培训及推广，推荐国内分娩机构检测新生儿脐血血气很有必要。研究显示，脐血 pH ≤ 7.0 的发生率与剖宫产率有显著相关性，脐血 pH ≤ 7.0 可以反应胎儿宫内缺氧程度，而胎心监护对胎儿窘迫的评估具

有重要意义[8]，预防缺氧脑损害的最好方式是产时的胎心监护[9]。回顾性研究分析影响新生儿窒息后多器官损害的高危因素，结果显示重度窒息、胎儿窘迫、异常分娩和羊水减少为新生儿窒息后多器官损害的独立危险因素[10]。窒息多器官损害相关的高危因素多见产时因素，如急诊剖宫产（14.7%，34/232）和产程中胎心监护异常（45.7%，106/232）。本病例患儿母亲合并胎动减少，产检发现胎心异常及胎心监测异常，具备新生儿窒息多器官损害的高危因素。发现胎心监测异常后立即予以急诊剖宫产及时终止妊娠，术前与产科医师与儿科医师积极沟通，做好充足复苏准备。幸运的是，该患儿暂未发生缺氧缺血性脑病相关的神经系统不良预后。因此，加强产儿科合作，教育孕妇规律产前检查，产时加强胎心监护，提高医务人员复苏技能，对于降低窒息发生率、提高复苏效果、改善预后具有重要意义。

三、器官损害的早期识别

复苏后新生儿可能存在多器官损害风险，及时对脑、心、肺、肾及胃肠等器官功能进行监测，早期发现异常并适当干预，可减少窒息导致的死亡和伤残，各器官损害的诊断标准如表 13.8 所示。该患儿合并胎儿窘迫，脐血气 pH < 7.0，BE > –16 mmol/L，且系急诊剖宫产，新生儿窒息多脏器损害发生率高。因此，入科后对该患儿积极完善各项脏器评估：①脑损害：入科查体神清，前囟平软，肌张力稍弱，立即监测 aEEG，未见低电压及惊厥发作，头颅彩超未提示脑出血或水肿，监测 72 小时未见神经系统异常表现，不支持脑损害；②肺损害：患儿存在呼吸困难，血气分析提示 Ⅰ 型呼吸衰竭，胸片提示双肺少许渗出性病变；肺部彩超提示双肺肺泡间质综合征样改变，右侧胸腔积液，考虑存在肺损害，予以积极无创呼吸支持；③肾损害：临床无尿少，肌酐 < 100 μmol/L，不支持；④心脏损害：入科后立即心脏彩超提示少量心包积液，考虑心肌损害，立即予以磷酸肌酸保心，2+ 天心肌标志物提示异常，后续临床出现循环不良表现，支持心脏损害，遗憾的是该患儿未完善心电图检查，以后临床工作中需引起重视；⑤胃肠损害：生后喂养不耐受，反复上消化道出血，胃肠减压引流出暗红色或咖啡色絮状物，故考虑胃肠损害，但胃肠道彩超未提示异常且未进行 X 线腹部摄片；⑥肝损害：ALT > 80 U/L，故诊断。

表 13.8　各器官损害的诊断标准

脏器损害	①	②	③	④	⑤	诊断	备注
脑损害	有明确的可导致胎儿窘迫的异常产科病史，以及严重的胎儿窘迫表现：胎心率<10 次/min，持续 5 min 以上；和（或）羊水Ⅲ度污染	出生时有重度窒息，指 Apgar 评分 1 min ≤3 分，且 5 min 时仍≤5 分；和（或）出生时脐动脉血气 pH≤7.0	出生后不久出现神经系统症状并持续 24 h 以上，如意识改变、肌张力改变、原始反射异常，严重时可有惊厥、脑干症状等	排除电解质紊乱、颅内出血和产伤等原因引起的抽搐，以及宫内感染、遗传代谢性疾病和其他先天性疾病所引起的脑损伤		符合新生儿 HIE。同时满足①~④，在颅内出血或颅内压增高的诊断（建议降颅压前测颅压，需 >90 mmH$_2$O）或头颅 B 超观察有脑水肿	有条件的医院应使用 aEEG 在生后早期 2~6 h 连续监测，随访头颅彩超评估有无颅内出血及脑水肿，密切随访神经系统表现
肺损害	呼吸衰竭Ⅰ型及Ⅱ型（临床表现及血气结果符合）	需要呼吸支持，如无创和有创正压通气	持续性肺动脉高压	肺出血：呼吸困难和青紫短时间内突然加重、经皮氧饱和度逐渐下降、肺内细湿啰音增多、气管分泌物内含血性液体及胸部 X 射线片可呈现肺内模糊片影（斑片或大片）	新生儿窒息合并急性肺损害及急性呼吸窘迫综合征	具备以上 1 条就可诊断，且需胸片、血气及超声证实	凡无呼吸衰竭的肺炎、胎粪吸入综合征及新生儿呼吸窘迫综合征等肺疾病不能列为肺损害
肾损害	临床有少尿、无尿，尿量<1 mL/（kg·h）持续 24~48 h	血尿素氮 >7.14 mmol/L，肌酐 >100 μmol/L	血 β2-微球蛋白和尿 β2-微球蛋白是公认的能早期反映肾功能改变的灵敏指标。测定 β2-微球蛋白能敏感地检出肾小球滤过率下降（血 β2-微球蛋白升高）及肾小管重吸收功能障碍（尿 β2-微球蛋白升高）	推荐使用多普勒超声肾血流检测在新生儿生后第 1 天观察左右肾动脉主干收缩期峰值血流情况，窒息缺氧主要表现为血流灌注阻力增大，血流速度减慢，从而使血流灌注量减少		凡符合①、②、③或④均可诊断肾损害	肾损害中推荐使用多普勒超声肾血流及血、尿 β2-微球蛋白检测。能提高诊断质量和诊断评估的敏感度和特异度。但需加强各级医院的技能培训，并积极推广临床使用

续表

脏器损害	①	②	③	④	⑤	诊断	备注
心脏损害	临床特征：心率减慢（<100次/min）、心音低钝；烦躁哭闹、青紫、呈现心力衰竭表现；循环不良如面色苍白、指端紫绀、毛细血管再充盈时间（前胸）>3 s；严重心律紊乱和/或心跳骤停	心电图Ⅱ或V5导联有ST-T改变且持续>2~3 d	血清肌酸激酶同工酶≥40 U/L或心脏肌钙蛋白T≥0.1 ng/mL	超声心动图（推荐）显示新生儿右心扩大，三尖瓣反流并有左心室壁运动异常，心脏射血分数常减少、心包积液、心肌收缩力降低、心输出量减少以及肺动脉压力增高；或采用多普勒组织成像（推荐）显示窒息后24 h内二尖瓣收缩期峰值速度、舒张晚期峰值速度和室间隔峰值速度均降低		满足第①条中至少一项，加上第②~④条之一可诊断心脏损害。无临床表现而仅有一项心肌酶（肌酸激酶同工酶）增高，不可诊断	心脏损害推荐超声心动多普勒组织成像及心脏肌钙蛋白T检测
胃肠损害	喂养不耐受和胃滞留	腹胀、呕吐咖啡样物、便血、肠鸣音减弱或完全消失	X射线呈现肠胀气、僵硬肠段、间隙增厚、肠壁积气、肠梗阻或穿孔等			只满足第①条不可诊断胃肠道损害，满足第②、③条中任意一条可诊断	
肝损害	生后1周内血清丙氨酸转氨酶>80 U/L						

四、治疗

（1）基础治疗：维持中性温度、合理给氧，维持机体各器官正常血流灌注，保持内环境稳定，纠正酸中毒和水电解质紊乱。

（2）针对各器官损害予以相应的处理。

值得注意的是：①为了避免低血糖脑损害或高血糖导致脑出血或血乳酸堆积发生，《实用新生儿学》（第五版）[1]窒息多器官损害章节中建议复苏后新生儿血糖维持在3.3~4.4 mmol/L，缺氧缺血性脑病章节中建议血糖维持在4.2~5.6 mmol/L，但本病例患儿血糖最低2.5 mmol/L，应引起重视，尽量避免此类情况发生。②重度窒息患儿常同时存在抗利尿激素异常分泌综合征和肾功能障碍，供给过多的液体可增加脑组织中水的含量而加重脑损伤，因此窒息患儿，通常情况下为了避免脑水肿、肺水肿，应适当限制液体入量，但不能以牺牲正常血压和内环境稳定为代价，应维持尿量 > 1 mL/（kg·h）。该患儿入科后尿量可，ABP 监测下血压可，但存在多器官损害，且液体负荷重，全身水肿逐渐加重，生后 4+~6+d，体重较出生增长 13.4%，呼吸困难进行性加重，考虑存在肺水肿可能，予以利尿剂效果欠佳，经科室讨论及积极评估后，予以 CRRT 治疗，过程顺利。提示连续性血液净化治疗对多器官损害的治疗有重要的价值。

五、总结

新生儿窒息及其导致的多器官损害会引起严重后果，围产工作者要充分认识，须加强心肺复苏，建议出生时测定脐动脉血气，以出生时脐动脉血 pH< 7.2 结合 Apgar 评分诊断新生儿窒息。对 pH ≤ 7.0 的窒息新生儿更需要监测多器官损害情况，做到早干预和正确评估，可有效降低多器官损害的危重患儿病死率。

参考文献

[1] 邵肖梅，叶鸿瑁，丘小汕．实用新生儿学 [M]．5 版．北京：人民卫生出版社，2018.

[2] 新生儿窒息多器官损害临床诊断多中心研究协作组．新生儿窒息多器官损害发生率、高危因素和转归的多中心研究 [J]．中华围产医学杂志，2016(1):23-28.

[3] 虞人杰，王俊怡，刘淑芳，等．新生儿窒息多器官损害的临床诊断标准 [J]．中华围产医学杂志，2016, 19(4): 241-242.

[4] 中华医学会围产医学分会新生儿复苏学组．新生儿窒息诊断的专家共识 [J]．中华围产医学杂志，2016, 19(1): 5-8.

[5] Hankins G D, Koen S, Gei A F, et al. Neonatal organ system injury in acute birth asphyxia sufficient to result in neonatal encephalopathy[J]. Obstet Gynecol, 2002, 99(5 Pt 1): 688-691.

[6] Perlman J M.Cellular biology of end organ injury and strategies for prevention of injury[J]. Clin Perinatol, 2012, 39(4): 785-802.

[7] Perlman J M. Intrapartum asphyxia and cerebral palsy: is there a link?[J].Clin Perinatol, 2006, 33(2): 335-353.

[8] Pommereau-Lathelize J, Maisonneuve E, Jousse M, et al. Severeneonatal acidosis: comparison and analysis of obstetrical practices in two French perinatal centers[J]. J Gynecol Obstet Biol Reprod(Paris), 2014, 43(4): 314-321.

[9] Yeh P, Emary K, Impey L. The relationship between umbilical cord arterial pH and serious adverse neonatal outcome: analysis of 51,519 consecutive validated samples[J]. BJOG, 2012, 119(7): 824-831.

[10] 刘俊燕，熊涛，冯虹．新生儿窒息多器官功能损害的危险因素分析 [J]．中国当代儿科杂志，2011, 13(12): 940-943.

病例 14 胎儿胎粪性腹膜炎的一体化管理

» **病例提供者**

产　　科：熊　静
新生儿科：谢　茜

【诊疗概述】

　　胎儿胎粪性腹膜炎（meconium peritonitis）是由于宫内小肠穿孔后胎粪进入腹腔，导致形成无菌性化学性腹膜炎。胎粪性腹膜炎胎儿需接受连续超声评估，包括证实钙化的部位、大小和位置，以及评估是否存在其他异常，如肠袢扩张或强回声、胎粪假性囊肿、腹水和胎儿水肿征象。

【诊疗经过】

一、产妇管理

● 患者，女，土家族，25 岁，已婚，自然受孕，因"停经 30^{+6} 周，下腹不规律胀痛 18+ 小时"于 2022.1.8 18:00 入院。

● 既往史：2014 年因"羊水过少"于外院行剖宫产；2017 年因"瘢痕子宫"于外院行剖宫产，余无特殊。

● 生育史：初婚。LMP：2021.6.6，EDC：2022.3.13。孕期产检规范。基础体重 48 kg，孕期体重增加 13 kg。身高 148 cm，基础血压 98/56 mmHg。

● 入院专科检查：宫高 40 cm，腹围 102 cm，胎方位 RO/LO，胎心 140/142 bpm，律齐。宫口未开，宫颈容受 60%，先露 −3，质中，居中，宫颈评分 0 分—2 分—0 分—1 分—1 分，胎膜未破，可扪及稀弱宫缩，不规律，胎儿估计 1500~2300 g。

● 孕 24^{+5} 周，彩超提示胎儿胎粪性腹膜炎。

● 孕 30^{+6} 周，重庆市妇幼保健院就诊，以"先兆早产；胎儿胎粪性腹膜炎（乙胎）？双胎妊娠（单绒单羊）"收入院。

● 病史如表 14.1 所示。

> **MDT：**
> 参与科室：围产儿外科、产科、产前诊断中心、超声科、放射科。
> 讨论胎儿胎粪性腹膜炎原因、评估预后、有无宫内干预指征。
> 制定治疗方案，医患沟通。

表 14.1 病史检查及产科处理

项目	检查结果	产科处理
NT	正常	
早唐	低风险	
血常规	正常	
甲状腺功能	正常	
血型	O，Rh（D）阳性	
不规则抗体	阴性	
OGTT	3.9 mmol/L—4.4 mmol/L—3.9 mmol/L	
系统超声	中孕双活胎（单绒双羊）；甲胎羊水过多；乙胎腹腔积液；羊水过少。综上考虑，TTTs。心脏结构及血流未见明显异常	于孕 22^{+5} 周行局麻下胎儿镜检查＋选择性胎盘血管交通支凝固术＋羊水置换术＋羊水减量术
之后多次彩超	均提示乙胎腹腔大量积液，考虑胎粪性腹膜炎可能性大	

● 孕期超声示：大量腹腔积液（图 14.1），腹腔可见游离无回声区，内可见絮状回声漂浮；肠管间及肝周均可见斑片状强回声；肠管回声增强，与骨骼回声类似（Ⅱ级）。细箭头提示增强的肠管回声，粗箭头提示肠管。

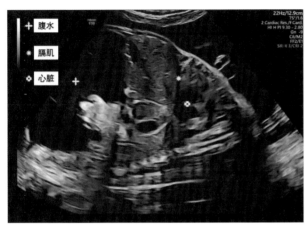

图 14.1　胎儿腹腔积液情况

● 入院诊断：①妊娠 30+6 周，孕 4 产 2，RO/LO 先兆早产；②胎儿镜（TTTs Ⅱ期）术后；③胎儿胎粪性腹膜炎（乙胎）？④双胎妊娠（单绒单羊）；⑤妊娠合并子宫瘢痕（二次剖宫产术后）；⑥妊娠合并轻度贫血。

● 妊娠 31+3 周手术：经腹子宫下段剖宫产术。

二、新生儿管理

● 出生后状况：于 16:26 以 LOP 顺利娩出一活男婴（甲胎），新生儿外观无畸形，体重 1640 g，身长 42 cm，Apgar 评分 8 分（呼吸、肌张力各扣 1 分）—9 分（呼吸扣 1 分）—9 分（呼吸扣 1 分），脐带纤细，长约 50 cm，无绕颈，断脐清理呼吸道后交台下处理。于 16:27 以 ROT 顺利娩出一活男婴（乙胎），体重 2200 g，身长 42 cm，呈蛙状腹，Apgar 评分 8 分（呼吸、肌张力各扣 1 分）—9 分（呼吸扣 1 分）—9 分（呼吸扣 1 分），脐带纤细，长约 60 cm，绕颈 2 周，生后呼吸呈喘息样，立即给予气管插管、T 组合辅助通气（FiO$_2$ 30%，PIP/PEEP 16/6 cmH$_2$O）。生后发现患儿严重腹胀，伴气促，为求进一步治疗，于转运呼吸机应用下（PCV 模式，FiO_2 30%，PIP/PEEP 16/6 cmH_2O），以"胎粪性腹膜炎、呼吸困难待查"急诊送入新生儿科。

● 新生儿科查体：体温 36.5℃，呼吸频率 50 次 / 分，心率 140 次 / 分，体重 2200 g，血压 60/30（41）mmHg，SPO_2 92%（呼吸机应用下），神清、反应可，唇周无明显发绀，有轻度吸气性三凹征。前囟平软，双肺呼吸音稍粗、对称，未闻及啰音。心音有力、律齐，未闻及明显杂音。腹部外观明显膨隆、呈球状，最大腹围 37.5 cm，过脐腹围 37 cm，腹壁皮肤无发红、无胃肠型、蠕动波、腹部包块、静脉曲张，肝脾未满意触及，肠鸣音未闻及。四肢肌张力可，肢端尚暖和，CRT 2 秒，股动脉、桡动脉搏动有力，原始反射稍减弱。双侧阴囊肿胀，双侧阴囊内未扪及睾丸。

● 辅助检查和实验室检查：

（1）肝肾功能检查结果如表 14.2 所示。

表 14.2　肝肾功能检查

日龄	总蛋白（g/L）	白蛋白（g/L）	谷丙转氨酶（U/L）	谷草转氨酶（U/L）	肌酐（μmol/L）	尿酸（μmol/L）	尿素氮（mmol/L）	胱抑素 C（mg/L）
入院时	37	23	8	28	44	330	3.73	2.2

（2）血气分析结果如表 14.3 所示。

表 14.3　血气分析

日龄（h）	pH	PO_2（mmHg）	PCO_2（mmHg）	Lac（mmol/L）	HCO_3^-（mmol/L）	BE（mmol/L）	Glu（mmol/L）
1+	7.421	144	38.4	1	25	0.7	4.1
5	7.334	122	49.7	0.9	26.4	−0.5	4.7
8	7.42	69.5	40	1.4	25.9	1.3	3
10+	7.41	98.4	35.5	1.2	22.5	−1.5	6.1
15+	7.407	107	34.7	1.1	21.8	−2.1	7.2
28+	7.2	148	51	1.4	19.9	−8.1	4.6

（3）腹水检查结果如表 14.4 所示。

表 14.4　腹水检查

日龄	细胞总数 (×10⁶/L)	白细胞数 (×10⁶/L)	总蛋白 (g/L)	乳酸脱氢酶 (U/L)	葡萄糖 (mmol/L)
入院时	152000	24	20	1180	0.3

（4）凝血功能结果如表 14.5 所示。

表 14.5　凝血功能

日龄	APTT (s)	PT (s)	FIB (g/L)	D2 (mg/L FEU)
入院时	89.1	14	1.6	16.52

（5）腹部彩超结果如表 14.6 所示。

表 14.6　腹部彩超

日龄（h）	结果
入院时	腹腔积液（最大深度约 0.92 cm）肝、脾、双肾声像图未见明显异常
8	肠壁点状强回声腹腔积液（最大深度约 0.9 cm）

（6）腹片结果如表 14.7、图 14.2、图 14.3 所示。

表 14.7　腹片

日龄（h）	结果
入院时	腹部肠曲充气不佳，伴多发钙化灶，考虑胎粪性腹膜炎可能
19	①"腹腔引流术"后改变；侧位腹壁下方可疑片状透亮影，游离气体？建议密切随访或进一步检查。 ②腹部肠曲充气较前增加，腹部见多发点、条状致密影

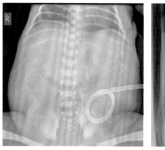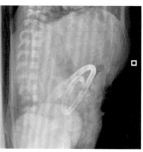

图 14.2　入院时腹片

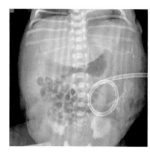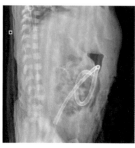

图 14.3　生后 19 h 腹片

● 主要治疗：入院后予禁食、胃肠减压、静脉营养支持，呼吸机辅助通气，腹腔闭式引流，头孢噻肟联合氨苄西林防治感染，行剖腹探查术，术中见腹膜异常增厚水肿，伴包裹性假包膜形成，质地脆，分离包膜见腹腔大量黄褐色浑浊脓性渗液，肠管广泛梗阻粘连，肠壁上广泛弥漫性附着黄绿色粪便样物质，腹水约 300 mL，自十二指肠至横结肠远端可见肠壁水肿、稍有扩张，直径最大 1.5 cm，可见广泛粘连梗阻，肠壁张力及蠕动差，探查肠管见末端回肠及回盲部形成紧密粘连包裹，肠壁间大量脓苔附着，与周围肠管及腹壁粘连紧密，形成完全性肠梗阻，近端小肠肠管直径约 1.5 cm，全部小肠肠壁水肿、张力及蠕动差，小肠共长约 50 cm，温生理盐水充分冲洗腹腔，仍见大量黄褐色浑浊脓性腹水，检查腹腔内无活动性出血，家属了解术中情况后签字出院。

● 出院主要诊断：①胎粪性腹膜炎；②肠穿孔；③新生儿肺炎；④早产儿（31^{+3} 周）；⑤低出生体重儿；⑥新生儿败血症？⑦大于胎龄儿；⑧早产儿脑病？⑨双胎之小；⑩双侧睾丸下降不全；⑪低蛋白血症；⑫低钠血症；⑬动脉导管未闭；⑭房间隔卵圆孔未闭。

【病例总结】

胎儿胎粪性腹膜炎属胎源性疾病，一般在孕中期的超声检查中可检查发现，且超声临床表现多样，常见腹水、腹腔内钙化灶、肠管扩张、假性囊肿以及鞘膜腔积液等。但超声未发现的病例，核磁共振也不失为一种检查手段。例如，磁共振检查容易诊断小结肠，也容易识别梗阻程度[1]。临床上胎粪性腹膜炎以腹水、腹腔内钙化点居多，早在孕18周以后可观察到钙化灶，可以表现为单个，也可在整个腹膜腔观察到散在钙化灶，常围绕肠管和/或肝脏。虽然胎儿胎粪性腹膜炎与基因遗传的关系并不密切，但是产前诊断有助于与胎儿腹水的一类疾病相鉴别。胎儿胎粪性腹膜炎的发病原因目前尚不明确，预后也千差万别，部分胎儿胎粪性腹膜炎胎儿出生后可自行愈合，但部分则因为肠管丢失太多导致预后不佳。

胎儿胎粪性腹膜炎的生后手术率较高，且出生后有可能诊断出胎儿异常，建议在具备Ⅲ级育婴室和儿外科设备的医疗中心安排分娩。胎儿胎粪性腹膜炎与囊性纤维化伴胎粪性肠梗阻以及与消化道异常相关，后者包括回肠或空肠闭锁、肠扭转、小结肠、肠套叠、Meckel憩室、胎儿阑尾炎和肛门闭锁。偶有病例与重度母体疾病相关[2-4]。2013年一项回顾性研究发现，在最终诊断为胎儿胎粪性腹膜炎的转运与非转运新生儿之间，或在产前与出生后的确诊病例之间，结局均无显著差异，但该研究受限于规模较小，且无法评估未送至中心进行治疗的胎儿与转运胎儿的结局[5]。胎儿胎粪性腹膜炎非剖宫产指征，需尽量延长孕周，在孕期可行胎儿腹腔积液穿刺引流术减轻炎症反应及化学性刺激等。考虑胎儿胎粪性腹膜炎的新生儿最好在24~48小时内手术。本病例患儿因早产、手术双重打击预后不佳。胎儿胎粪性腹膜炎的患儿预后与术中坏死肠管的长度有关，若新生儿已足月，且残留正常肠管>20 cm，一般预后好。

参考文献 _____

[1] Rubio E I, Blask A R, Badillo A T, et al. Prenatal magnetic resonance and ultrasonographic findings in small-bowel obstruction: imaging clues and postnatal outcomes[J]. Pediatr Radiol, 2017, 47(4): 411-421.

[2] Lai C W, Shek N W. Fetal meconium peritonitis and maternal liver disease[J]. Obstet Gynecol, 2016, 127(4): 740-743.

[3] Wang Y, Wu Y, Guan W, et al. Meconium peritonitis due to fetal appendiceal perforation: two case reports and a brief review of the literature[J]. BMC Pediatr, 2018, 18(1): 162.

[4] Lu Y, Ai B, Zhang W, et al. Fetal magnetic resonance imaging contributes to the diagnosis and treatment of meconium peritonitis[J]. BMC Med Imaging, 2020, 20(1): 55.

[5] Chen C W, Peng C C, Hsu C H, et al. Value of prenatal diagnosis of meconium peritonitis: Comparison of outcomes of prenatal and postnatal diagnosis[J]. Medicine (Baltimore), 2019, 98(39): e17079.

病例 15 胎儿骶尾部畸胎瘤的一体化全流程管理

» 病例提供者

产　　科：陈小燕

新生儿科：刘秋彤

【诊疗概述】

胎儿骶尾部畸胎瘤（fetal sacrococcygeal teratoma，SCT），是源于骶区的生殖细胞肿瘤，90% 为良性，恶性约 10%。多于孕中期或孕晚期通过超声或磁共振成像等影像学检查发现。其通常从胎儿骶骨下区一直生长延至臀部下后方，可向前生长侵入骨盆，进而侵犯周围结构引起输尿管梗阻、肾盂积水，也可向后生长至骶骨、骨盆骨质破坏，这两种情况均可能致骶神经破坏进而致神经性膀胱和下肢瘫痪。骶尾部畸胎瘤一般生长迅速，且血供丰富，从而可导致胎儿高心输出量心衰，主要表现为心脏扩大及积液。在孕期根据影像学检查做出产前诊断，并通过多学科团队联合诊治（产前诊断中心、产科、医学影像科、新生儿科、小儿外科、麻醉科等相关科室），对母体及胎儿病情的预后进行综合评估，决定分娩时机和方式及出生后治疗，可以获得较好的结局。

【诊疗经过】

一、产妇管理

● 孕 22^{+5} 周，当地医院产检发现胎儿骶尾部增强回声：畸胎瘤？

● 妊娠 25^{+3} 周重庆市妇幼保健院产前诊断中心就诊，建议羊水穿刺，孕妇拒绝。

● 孕 40^{+3} 周，我院就诊，以"胎儿畸形（骶尾部畸胎瘤？）"收入院。

● 病史如表 15.1 所示。

表 15.1　病史检查及产科处理

项目	检查结果	产科处理
NT	正常	
无创 DNA	低风险	
血尿常规	正常	
自身免疫抗体谱	抗核糖核蛋白抗体阳性，免疫球蛋白 E（IgE）284 IU/mL，余阴性	
甲状腺功能	正常	
血型	AB，Rh（D）	
不规则抗体	阴性	
TORCH	弓形虫 IgG、风疹病毒 IgG、巨细胞病毒 IgG、单纯疱疹病毒 IgG 均阳性，余阴性	
OGTT	正常	
系统超声	胎儿骶尾部增强回声：畸胎瘤？（大小约 3.6 cm×3.4 cm×2.8 cm，形态规则，边界清，内见多个小囊状暗区）胎儿心脏彩超未见明显异常	

● 既往史：2012 年外院诊断"肾病综合征"，予以口服药物治疗，具体不详。2018 年家中自测血压高，考虑"肾性高血压"予以降压药物治疗。

● 孕期特殊：孕妇因"肾病综合征、慢性高血压、抗核抗体阳性"孕早期开始予以盐酸拉贝洛尔（不规律服药）、泼尼松（至妊娠 40^{+1} 周停药）、羟氯喹（至妊娠 40^{+1} 周停药），阿司匹林（至妊娠 35 周停药）、低分子肝素（至孕 4 月停药）等处理。孕妇诉家中监测血压波动于（100~120）/（70~90）mmHg，不规律口服降压药物治疗。

● 入院超声：胎儿下腹部至骶尾部见范围约 11.9 cm × 5.4 cm 实囊性混合回声团。MRI 示：骶尾部直肠与椎体之间可见一囊实性等 / 稍长 T1 等 / 长 T2 肿块影，以实性成分为主。

● 入院诊断：①胎儿畸形（骶尾部畸胎瘤？）；②妊娠 40⁺³ 周孕 2 产 0，LO 待产；③肾病综合征；④妊娠合并慢性高血压；⑤妊娠合并肥胖。

● 孕 40⁺⁴ 周，因"停经 40⁺³ 周，发现胎儿畸形 4+ 月"入院。

● 入院后查血尿常规未见异常，肝肾功能电解质示：总蛋白 59 g/L、白蛋白 34 g/L、碱性磷酸酶 112 U/L、尿素 4.09 mmol/L、肌酐 71 umol/L、尿酸 492 μmol/L、胱抑素 C 1.48 mg/L、镁 0.71 mmol/L、二氧化碳 21 mmol/L，余未见明显异常。心脏超声示：左室顺应性降低，EF（左室射血分数）59.7%。胸腹部超声示：双侧胸腔少量积液。

● 入院后请围产儿外科、放射科、新生儿科、输血科等多学科会诊，分娩方式拟行阴道试产。

● 于 2022.3.19　10:00 行地诺前列酮栓催引产，2022.3.19 因"胎儿宫内窘迫"行剖宫产。

● 出生情况：于 2022.3.19　15:22 以 LOT 顺利娩出一活女婴，羊水 I 度，量约 1200 mL，骶尾部见 10 cm × 6 cm × 4 cm 包块，质软，体重 4240 g，身长 52 cm，Apgar 评分 10 分—10 分—10 分，脐带长约 60 cm，无绕颈。

● 产妇术后予以降压、预防感染治疗，术后 3 天出院。

二、新生儿管理

● 术后新生儿转入新生儿科。

● 入院查体：体温 36.8 ℃，呼吸频率 45 次 / 分，心率 134 次 / 分，体重 4240 g，血压 60/34（40）mmHg，SPO₂ 94%~97%，发育好，神清、反应好，哭声有力，皮肤无黄染。前囟平软，唇周无发绀。

MDT：
参与科室：围产儿外科、产科、产前诊断中心、超声科、放射科。
讨论胎儿畸胎瘤原因、评估预后、有无宫内干预指征。
制定治疗方案，医患沟通。

因无产科阴道分娩禁忌证，孕妇选择阴道试产，予以药物催引产。
催产过程中产科因"胎儿宫内窘迫"急诊剖宫产。

出生当天新生儿转新生儿科治疗。

双肺呼吸音待查，未闻及啰音。心音有力、律齐，未闻及明显杂音。腹软，肝脾不大，肠鸣音正常。四肢肌张力正常，肢端暖和。原始反射顺利引出。骶尾部扪及 10 cm × 6 cm × 4 cm 的不规则包块，无发红。

●日龄 1~3 天完善辅助检查：

（1）血常规示：白细胞 20.5×10^9/L，中性粒细胞百分比 73.3%，血红蛋白 223 g/L，血小板 162×10^9/L，CRP 5.43 ng/mL。脐动脉血气示：pH 7.43，LAC 2.8 mmol/L，BE –2.7 mmol/L，HCO_3^- 20.6 mmol/L，PaO_2 73.0 mmHg，PCO_2 31.0 mmHg。使用哌拉西林舒巴坦（0.5 g q8h）抗感染治疗。

（2）腹部平片示：①所摄下腹及盆腔团状高密度影伴钙化，考虑肿瘤性病变；②腹部肠管受压推挤，位于中上腹部（图 15.1）。

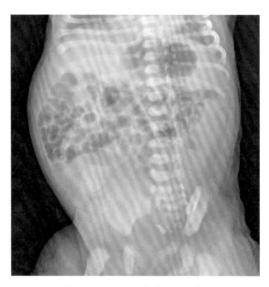

图 15.1　入院腹部平片

（3）心脏超声示：①房间隔缺损合并卵圆孔未闭；②二尖瓣、三尖瓣反流（轻度）。

（4）腹部及泌尿彩超结果示：右肾肾盂稍分离，肝、胆、脾、左肾声像图未见明显异常。

（5）头颅彩超结果示：未见明显异常。

●术前胸片结果示：双肺纹理增多（图 15.2）。

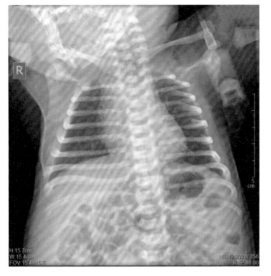

图 15.2　术前胸片结果

双肺纹理增多。

●术前胎儿盆腹部腔磁共振示：①腹膜后巨大占位，与邻近结构关系如上述，考虑肿瘤性病变，畸胎瘤可能性大；②右肾盂肾盏稍扩张（图 15.3）。

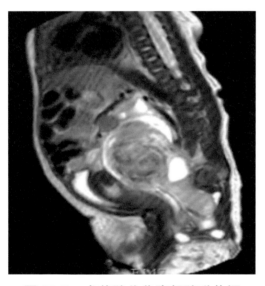

图 15.3　术前胎儿盆腹部腔磁共振

MRI 示：腹膜后巨大占位，与邻近结构关系如上述，考虑肿瘤性病变，畸胎瘤可能性大；右肾盂肾盏稍扩张。

●2022.3.23　10:44—17:50 在全麻下行经腹 + 经会阴联合巨大骶尾部畸胎瘤切除术 + 部分尾骨切除术 + 盆腔黏连分离术，术中经腹切口见患儿盆腔内子宫后方有一包块约 12 cm×8 cm×5 cm，上达双肾上极，双侧到达盆壁，充满盆腔，张力较高，与盆腔软组织广泛粘连。子宫、肠管、膀胱等明显推挤受压，外观未见明显异常；分别经腹及经会阴完整摘除肿瘤后送病理检查。

- 肿瘤标志物如表 15.2 所示，结果提示：甲胎蛋白（AFP）对于新生儿偏高，但恶性肿瘤不能除外。

> 日龄 4 天，手术治疗，手术顺利，术后组织送病检。

> 手术当日查肿瘤标志物，结果提示：AFP 对于新生儿偏高，但恶性肿瘤不能除外。

表 15.2　肿瘤标志物

激素肿瘤	癌胚抗原（ng/mL）	甲胎蛋白（ng/mL）	糖类抗原（U/mL）	糖类抗原19-9（U/mL）	糖类抗原15-3（U/mL）	人附睾蛋白 4（pmol/L）
4 d	3.0	>20000.0	6.7	3.4	3.4	147.9

- 手术当天（日龄 4 天）查血培养阴性，脑脊液常规、生化、涂片未见异常。

> TORCH 结果：无明确临床意义。

表 15.3　TORCH

项目	结果
弓形虫抗体（IgM）	0.27 COI
弓形虫抗体（IgG）	500.60 IU/mL
风疹病毒抗体（IgM）	0.28 COI
风疹病毒抗体（IgG）	65.92 IU/mL
巨细胞病毒抗体（IgM）	0.14 COI

- 术中及术后予以呼吸机辅助通气 2 天、白蛋白输注、红细胞输注纠正贫血 3 次、哌拉西林舒巴坦抗感染 7 天后停用抗生素。
- 术后 2 天胸片示：双肺纹理增多（图 15.4）。

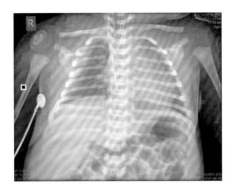

图 15.4　术后 2 天胸片

日龄 6 天（术后 2 天）
胸片：双肺纹理增多。

●术后 2 天腹部平片示：腹部术后改变，所示肠曲未见明显异常（图 15.5）。

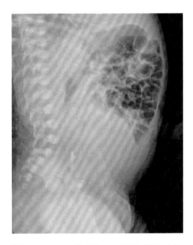

图 15.5　术后 2 天腹部平片

日龄 6 天（术后 2 天）
腹部平片：腹部术后改变，所示肠曲未见明显异常。

●术后 2 天血管彩超示：左侧大腿皮下软组织较右侧增厚，双侧股总静脉及双侧髂内静脉目前未见明显异常回声。

●日龄 11 天（术后 7 天）予以糖水、氨基酸奶开奶，出现肠梗阻表现。

●术后 7 天腹部平片示：腹部扩张肠曲与前大致相仿，伴宽大气液平，请结合临床除外梗阻（图 15.6）。

腹部术后平片：腹部扩张肠曲与前大致相仿，伴宽大气液平，请结合临床除外梗阻。

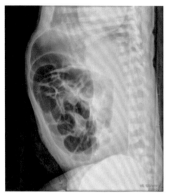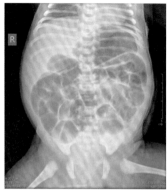

图 15.6　术后 7 天腹部平片

- 再次禁食至术后 14 天予以糖水、深度水解奶开奶，术后 24 天深度水解奶足量经口喂养。
- 新生儿术后因不能自主排尿，予以长期留置尿管，期间每周更换尿管，每 3 天复查尿常规、每周复查尿培养。
- 血常规及抗生素使用情况如表 15.4 所示。

表 15.4　血常规及抗生素使用情况

日龄 (d)	WBC (×10⁹/L)	N (%)	Hb (g/L)	PLT (×10⁹/L)	CRP (mg/L)	I/T (%)	PCT (ng/mL)	抗生素
1	20.5	73.3	223	162	5.43	7		哌拉西林
5	10.8	67.3	102	125	30.19	29		
8	14	59.6	126	210	9.92			
11	12.7	56.1	116	351	14.52	6	0.24	
14	11.2	53.9	99	342	6.17			
18	21.4	54.8	132	461	3.99	7		
20	17.5	56.1	118	430	10.3			
22	10	53.6	83	321	10.96			头孢他啶
23	2.5	80.6	87	161	42.38		25	美罗培南
24	15.7	75.6	110	58	98.41			
25	17.5	58.5	79	31	88.43		32	美罗培南
26	18.7	51.1	99	39	70.05			
27	14.6	42.9	77	31	63.02			
28	20.7	55.2	108	55	72.36			

日龄 (d)	WBC (×10⁹/L)	N (%)	Hb (g/L)	PLT (×10⁹/L)	CRP (mg/L)	I/T (%)	PCT (ng/mL)	抗生素
30	32.3	49.6	66	60	36.21	16	14	
32	12.2	41.4	100	117	39.6			
34	8.2	38.3	87	157	5.17		0.39	
37	6.3	28.9	82	212	< 1.67		0.18	头孢他啶

● 生化检查如表 15.5 所示。

表 15.5　生化检查

日龄 (d)	白蛋白 (g/L)	总胆红素 (μmol/L)	直接 胆红素 (μmol/L)	谷草转 氨酶 (U/L)	谷丙转 氨酶 (U/L)	胆汁酸 (μmol/L)	尿素 (mmol/L)	肌酐 (μmol/L)
3	31	208.5	14.8	13	45	—	3.24	45
9	34	157.7	54	13	19	—	7.1	34
14	44	70.1	46	29	26	—	12.07	29
22	40	60.4	44.4	54	71	78.6	6.16	12
30	26	113.8	92.3	419	516	96	6.91	22
37	27	60.7	50.5	131	65	97.3	4.38	14

● 血培养结果如表 15.6 所示。

表 15.6　血培养

日龄（d）	培养结果
4	（–）
23	铜绿假单胞菌
23 PICC	（–）
27	铜绿假单胞菌
30	（–）
32	（–）

● 术后病理检查结果示：①（部分尾骨）送检为成熟软骨组织；②（骶尾部）符合成熟性畸胎瘤,伴成熟脑组织（图 15.7 所示）。–9 免疫组化示：S–100(+)，Sox–10(+)，P53（野生型表达），Sall–4(–)。

Oct3/4(−)，Ki67 约 5%(+)。−11 免疫组化示：S−100(+)，MDM2(+)，
Ki67 约 5%(+)。

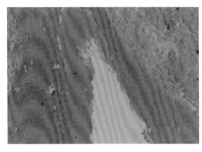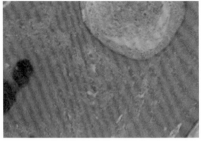

图 15.7　术后病理检查结果

● 患儿于日龄 21 天（术后 17 天）尿培养铜绿假单胞菌，菌落
计数 > 10 万 CFU/mL，对哌拉西林他唑巴坦、头孢他啶、美罗培南
敏感，日龄 23 天血培养为同种细菌，药敏试验同尿培养药敏结果。
予以头孢他啶、美罗培南抗感染共 18 天，予以复查血培养 2 次阴性，
尿培养 2 次阴性后带尿管出院。日龄 22 天出现胆汁淤积、肝功异常，
予以熊去氧胆酸、谷胱甘肽静脉输注保肝利胆治疗后肝酶及胆汁
酸好转，予以熊去氧胆酸、谷胱甘肽口服带药出院。

● 出院评估：

出院评估。

（1）呼吸系统：呼吸平稳，肺部彩超及胸片正常。

（2）心血管系统：心功能正常。

（3）神经系统：头颅彩超正常，aEEG 及 GMs 正常，临床无
神经系统异常表现。

（4）听力：AABR 双耳通过。

（5）眼底：无 ROP。

（6）甲功：正常。

（7）肠内营养：奶量 152 mL/（kg·d）。

（8）体格发育：矫正胎龄 41 周，体重 2890 g（P5~P10）、头
围 34.5 cm（P5~P10）、身长 52 cm（P10~P25）。

● 出院诊断：①巨大骶尾部畸胎瘤；②新生儿败血症（晚发
型，铜绿假单胞菌）；③尿路感染（铜绿假单胞菌）；④盆腔粘连；
⑤新生儿高胆红素血症；⑥新生儿贫血；⑦肾积水；⑧腹腔积液；

出院诊断。

⑨巨大儿；⑩大于胎龄儿；⑪应激性高血糖；⑫代谢性酸中毒；⑬低磷血症；⑭血小板减少；⑮低蛋白血症；⑯胆汁淤积；⑰肝功能损害。

● 随访计划：定期监测血清中的 AFP 以及 β-HCG 三年，以检测胚胎肿瘤是否复发。同时，第一年定期随访三次（2月，6月，12月），后每年一次，随后三年一次，主要包括儿童的一般体格检查、肿瘤标志物和超声检查。

随访计划。

● 术后 36 天复查 MRI 示：骶尾部畸胎瘤术后，骶 4-5 椎体前方异常信号影，其内可见脂肪成分，请结合临床并随诊（图 15.8）。

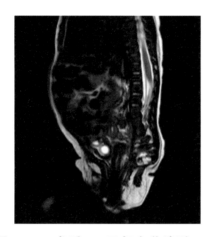

图 15.8　术后 36 天复查盆腹腔 MRI

● 头颅 MR 平扫及 SWI 未见明显异常。

● 婴儿恢复情况可，生长发育比较正常，各项指标均正常范围。出生 38 天时复查心脏超声示：①房间隔缺损合并卵圆孔未闭；②三尖瓣反流（轻度）。

● 婴儿 51 天时复查肝胆胰脾、双肾输尿管超声均未见异常。

【病例总结】

10%~20% 的巨大骶尾部畸胎瘤患儿可合并泌尿生殖道畸形、直肠、肛门或尾骨的发育异常。据文献报道，大部分的 SCT 是良性的[1]。随着病情的进展，胎儿可能伴发其他系统或器官的畸形，包括心血管系统畸形、泌尿生殖系统畸形、先天性无肛门等。对预后重要的因素是：①生长的大小；②生长的位置；③肿瘤的结构性质：囊性 / 海绵状 / 实性；④部分可能恶性肿瘤[2-3]。另外，胎儿心脏肥大和胎儿水肿也被报告为胎儿结局不良的高危因素[4-5]。肿瘤的风险包括神经压迫、出血、恶性肿瘤、分娩困难、水肿、胎儿窘迫、早产、其他相关畸形、肿瘤内的 A–V 分流、肠道和 / 或泌尿生殖系统阻塞、肿瘤破裂。诊断相关检查包括超声、MRI、肿瘤标志物 AFP 以及 β–HCG，以及心脏的标志物 NT–proBNP 和心肌肌钙蛋白 T（cTnT）。

在孕期发现胎儿 SCT 后，应密切随访，对确诊为孕育 SCT 胎儿的孕妇进行胎儿超声检查时，需要提供胎儿 SCT 的详细信息，包括 SCT 直径、位置、瘤体实质成分与囊性成分比例、瘤体血管供应情况及有无钙化等[6]。

妊娠期间的随访及诊治情况，根据我国专家共识[7]：SCT 胎儿合并胎儿心衰时，若孕妇孕龄 ≤ 24 孕周，建议采取引产措施。若 24 孕周 < 孕龄 ≤ 28 孕周，则建议采取宫内干预措施，如激光消融术、射频消融、酒精硬化、开放性胎儿手术切除肿块等，而胎儿水肿行宫内干预的胎儿预后差[8]。宫内干预的目的在于阻止动静脉分流、降低肿瘤容积、改善胎儿水肿，从而挽救患儿生命，其重点在于阻断肿瘤的血供，理论上可抑制肿瘤的生长，逆转心力衰竭，有效预防胎儿贫血。若 28 孕周 < 孕龄 ≤ 32 孕周，既可选择宫内干预，亦可及时终止妊娠，分娩后积极治疗新生儿 SCT，但是这需要平衡对于孕妇采取宫内干预和早产相关风险之间的利弊后，谨慎进行选择。若孕龄 >32 孕周，则建议及时终止妊娠，分娩后再积极治疗新生儿SCT。若胎儿 SCT 未合并胎儿心衰时，则对孕妇进行密切随访，监测瘤体、胎儿生长发育情况、有无高危因素和并发症即可。对未合并多发畸形，或未出现高危因素或严重并发症的 SCT 胎儿，则不建议引产终止妊娠。

若母儿无明显异常，可继续妊娠至胎儿已达到出生后可存活的孕周时，可考虑终止妊娠；足月分娩时，对肿瘤体积较小（瘤体直径 ≤ 10 cm 或实质成分直径 ≤ 5 cm）的 SCT 胎儿，若无产科阴道分娩禁忌证，可考虑经阴道分娩。为避免难产或损伤的发生，对于肿瘤直径 >5 cm 的患者，建议行剖宫产术终止妊娠[7]。

在产前诊断为 SCT 的胎儿出生后尽早予以手术治疗，预后良好，而出生 2 个月后畸胎瘤恶性变的风险大大提高。SCT 发生恶性转化的可能性随着年龄的增长而增加，如果在 1 岁时诊断出 SCT，则导致恶性肿瘤的发生率高达 70%[9]。治疗选择主要是产后的手术治疗。提示预后良好的因素有：①囊性；②直径 <5 cm；③妊娠顺利；④组织学成熟；⑤无其他畸形。

结合以上特点，本病例患儿肿瘤很大，但结构形态良好，而且无出血倾向，病理检查提示良性，故该患儿预后可良好。术后因脏器解剖位置改变及肿瘤对脏器压迫解除，可能出现消化道、泌尿道功能影响，并需一定时间恢复。因此喂养方面肠道蠕动能力差，需逐渐恢复肠内营养。患儿术后泌尿系统出现长期尿潴留，需定期监测炎症指标、尿常规、尿培养，定期更换尿管，加强护理尽量避免尿路感染，在发生尿路感染后首先经验性用药，然后据尿培养药敏结果更换敏感抗生素，需足量、足疗程使用抗生素，避免诱导耐药菌出现。

目前多学科诊治包括由妇产科、医学影像科、新生儿科、小儿外科，麻醉科等相关科室医生共同组成，对 SCT 早期发现、早诊断，各学科之间及时沟通，随时评估孕妇及胎儿的情况，对患者进行跟踪随访，从而对妊娠作出正确的选择。做到早诊断、早干预、积极处理、尽早治疗，以降低 SCT 恶性变概率，降低不良母儿结局，提高患儿的生存质量。

参考文献

[1] Yoon H M, Byeon S J, Hwang J Y, et al. Sacrococcygeal teratomas in newborns: a comprehensive review for the radiologists[J]. Acta Radiol, 2018, 59(2): 236-246.

[2] Usui N, Kitano Y, Sago H, et al. Outcomes of prenatally diagnosed sacrococcygeal teratomas: the results of a Japanese nationwide survey[J]. J Pediatr Surg, 2012, 47(3): 441-447.

[3] Shue E, Bolouri M, Jelin E B, et al. Tumor metrics and morphology predict poor prognosis in prenatally diagnosed sacrococcygeal teratoma: a 25-year experience at a single institution[J]. J Pediatr Surg, 2013, 48(6): 1225-1231.

[4] Gucciardo L, Uyttebroek A, De Wever I, et al. Prenatal assessment and management of sacrococcygeal teratoma[J]. Prenat Diagn, 2011, 31(7): 678-688.

[5] Okada T, Sasaki F, Cho K, et al. Management and outcome in prenatally diagnosed sacrococcygeal teratomas[J]. Pediatr Int, 2008, 50(4): 576-580.

[6] Bianchi D W Crombleholme T M, D' Alton M E et al. Fetology:diagnosis and management of the fetal patient[M]. 2nd ed. New York: McGraw-Hill Education, 2010.

[7] 中华医学会小儿外科学分会新生儿外科学组. 常见胎儿结构畸形产前咨询儿外科专家共识[J]. 中华小儿外科杂志, 2020, 41(12): 1057-1068.

[8] 梁菁苹, 李玛俊. 胎儿骶尾部畸胎瘤的诊断与治疗 [J]. 世界复合医学, 2021, 7(5): 195-198.

[9] De Backer A, Madern G C, Hakvoort-Cammel F G, et al. Study of the factors associated with recurrence in children with sacrococcygeal teratoma[J]. J Pediatr Surg, 2006, 41(1): 173-181; discussion 173-181.

病例 16 重度先天性膈疝的围术期管理

» 病例提供者

产　　科：陈功立
新生儿科：欧姜凤

【诊疗概述】

先天性膈疝（congenital diaphragmatic hernia，CDH）是新生儿常见的外科危重症之一，重症患儿常合并严重肺发育不良、肺动脉高压以及心功能不全[1]，出生后病情变化迅速、病死率高。有文献指出多达 87% 的先天性膈疝患儿存在各种并发症，如反复呼吸道感染、食管反流、发育迟缓，其中认知障碍发生率高达 70%。多学科合作的围术期管理是治疗成功的关键之一，结合国内外文献及本团队在围术期的多学科管理经验，本病例总结了 CDH 患儿在产前宫内治疗，产时复苏及产后新生儿期（机械通气管理、肺动脉高压管理、手术时机）的管理策略，期待进一步提高 CDH 患儿存活率及改善预后。

【诊疗经过】

一、产妇管理

● 病史如表 16.1 所示。

表 16.1　病史检查及产科处理

项目	检查结果	产科处理
NT	1.6 mm	
无创 DNA	低风险	
血常规	无地贫，无贫血	
甲状腺功能	正常	
血型	O，Rh（D）	
不规则抗体	阴性	
TORCH	未查	
OGTT	4.2 mmol/L—7.9 mmol/L —5.2 mmol/L	
系统超声	左侧先天性膈疝	产前诊断 + 羊膜腔穿刺

母孕史。

● 孕 24 周系统彩超提示胎儿膈疝，考虑先天性左侧膈疝（肝上型，胃 Grade 2 级，无疝囊）。

● 行产前诊断 + 羊膜腔穿刺术（羊水细胞培养及染色体核型分析），结果未见异常。

● 孕 27 周胎儿胸部：左侧膈肌缺失，可见全部小肠、部分结肠、胃泡、脾脏，部分肝左叶经左侧膈肌缺损处疝入左侧胸腔内，胃泡于心影后方稍突向右侧胸腔，未见明显疝囊显示，双肺明显受压，左肺近乎消失，右肺体积明显减小，纵隔明显向右推挤移位，心脏受压；TFLV 9.5 mL；O/E TFLV 25.84%；mr O/E LHR 50.29%；LLSIR 2.45；肝脏疝入胸腔比例（LH%）7.23%；PPLV 20.46%。评估为重度。

● 孕 27 周 MRI 结果如图 16.1 所示。

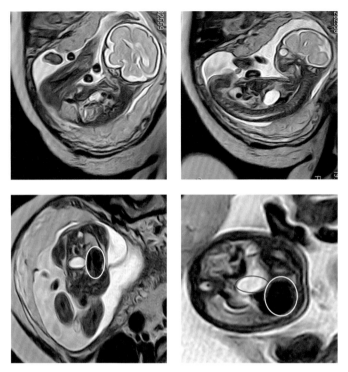

图 16.1　孕 27 周 MRI（红圈代表胃，黄圈代表心脏）

- 建议家长行胎儿镜下气管封堵术治疗（FETO 治疗），家属拒绝。
- 分娩前进行 MDT 讨论，制定分娩方式及复苏预案。
- 2021.10.30　14:00 阴道流液。
- 入院诊断：①胎膜早破；②妊娠合并子宫瘢痕；③横位；④胎儿膈疝？⑤妊娠 35^{+6} 周，孕 5 产 1，LSC 先兆早产；⑥妊娠合并卵巢囊肿。
- 处理方案：完善剖宫产术前准备。
- 手术过程：因"瘢痕子宫、横位"行剖宫产术；见羊水 0 度，约 800 mL，吸尽羊水后于 18:08 以 LSCA 顺利娩出一活男婴，新生儿外观无畸形，体重 2920 g，身长 48 cm，Apgar 评分 7 分—10 分—10 分，手术过程顺利，新生儿转入新生儿病房。
- 术后诊断：①胎膜早破；②妊娠合并子宫瘢痕；③横位；④胎儿膈疝？⑤妊娠 35^{+6} 周，孕 5 产 2，LSCA 剖宫产；⑥早产。
- 术后 3 天，产妇病情平稳，产科情况无特殊，自动出院。

二、新生儿管理

● 出生时间：2021.10.30 18:08。

出生史。

● 男，孕 3 产 2，胎龄 35^{+6} 周，出生体重 2950 g，因"妊娠合并子宫瘢痕，胎膜早破，横位，胎儿膈疝？"未临产剖宫产，胎膜早破 4+ 小时，余生产史无特殊。

复苏过程。

● 生后在手术室 Shuttle 院内转运系统下进行抢救治疗，生后立即气管插管连接呼吸机辅助通气（PIP/PEEP 25/4 cmH_2O，呼吸频率 40 次 / 分，FiO_2 95%），持续胃肠减压。导管前 SPO_2 88%~90%，导管后 SPO_2 71%，脐血气 pH 7.22。Apgar 评分 7 分—10 分—10 分。生后 22 分钟因"发现胎儿期膈疝 2+ 月，生后 22 分钟"转入 NICU。

入院查体。

● 入科查体：体温 36.6℃，呼吸频率（CMV）60 次 / 分，脉率 150 次 / 分，血压 42/23（31）mmHg，双侧呼吸音不对称，左侧弱。心尖搏动点右移。腹部外观稍凹陷，未闻及肠鸣音。

入院主要诊断。

● 入院主要诊断：①先天性膈疝（重度）；②Ⅱ型呼吸衰竭；③早产儿（35^{+6} 周）等。

出生当天：
呼吸机辅助通气（HFO，MAP 13~15 cmH_2O，FiO_2 75%~100%）；iNO 降肺动脉压；米力农强心降肺动脉压。

● 入院后胸片提示：左侧胸腔内可见大量肠道充气影，伴有严重二氧化碳潴留以及重度肺动脉高压，在 iNO、米力农共同治疗下，在生后 20 小时逐渐稳定，按照 CDH 指南，拟患儿稳定状态持续 48 小时后进行膈肌修补手术。生后当天循环及呼吸情况如图 16.2 所示。

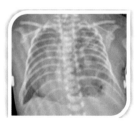

循环	呼吸
PDA 右向左 肺动脉压 83mmHg 右心大 无创心排：低心排	PCO_2 87mmHg 导管前SPO_2 90% 导管后SPO_2 70%

图 16.2 生后当天循环及呼吸情况

● 生后 36 小时，患儿突然呼吸困难加重，吸氧浓度再次升高到了 100%，在 iNO、西地那非联合作用下肺动脉压仍然很高，此时应积极实施体外膜肺氧合（extracorporealmembrane oxygenation，

ECMO）为手术创造时机，但家属拒绝，目前针对呼吸、循环的常规治疗并不理想，长此下去等待患儿的便只有死亡。患儿围产外科、麻醉科、放射科及新生儿科立即组成 MDT 团队，在反复讨论后一致认为尽快手术解除腹腔脏器对心肺的压迫或许能赢得一线生机。患儿术前情况：①平均动脉压 34~36 mmHg；②导管前 SPO₂ 82%~89%；③ FiO₂ 100%；④ Lac 0.9 mmol/L；⑤尿量 3.56 mL/（kg·h），未达 DCH 共识要求的术前稳定状态，手术风险极大。术前呼吸机参数如图 16.3 所示。

生后 36 小时病情加重：呼吸机辅助通气（HFO，MAP 12~15 cmH₂O，FiO₂ 60%~100%）；iNO+西地那非降肺动脉压；米力农、强心降肺动脉压；多巴胺升压。

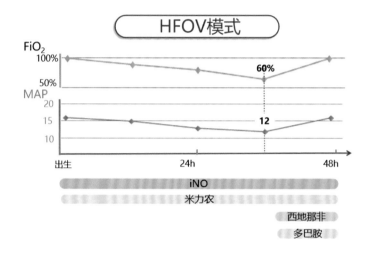

图 16.3　术前呼吸机参数图

● 生后 2 天手术治疗，术中见左侧膈肌裂口约 7 cm × 6 cm，胃、大量肠管、脾脏、肝左叶疝入左侧胸腔，无疝囊，左肺发育极差，约 3 cm × 3 cm × 3 cm，即患儿的左肺仅有肺门处发育。

生后 2 天手术治疗：经腹左侧先天性膈疝修补术；腹腔脏器还纳术；腹腔引流术；左侧胸腔闭式引流术。

● 在多学科的协作下手术成功，术后肺动脉压降到了 48 mmHg。

● 术后第 3 天患儿出现了急性心功能不全，表现为全身水肿，射血分数（EF 值）从 67% 降到了 54%，脑钠肽（BNP）大于 5000，考虑可能与术后应激状态有关，地高辛强心，限液、利尿治疗，心功能逐渐稳定，患儿肺动脉压波动在 40~58 mmHg 之间，吸氧浓度降至 60%。

术后第 3 天，第 9 天，第 13 天病情变化。

● 术后 9 天停用 iNO 及米力农，继续西地那非口服降肺动脉压治疗。停用 iNO 后患儿出现呼吸困难加重，吸氧浓度再次升高到100%，完善肺部超声并未见新增病变、气胸及胸腔积液，心脏超声提示肺动脉压 60 mmHg，PDA 功能性关闭，重新加入 iNO、米力农效果并不理想，导管前后氧饱和度差异大于 15%，围产团队经过讨论后加入了波生坦降肺动脉压治疗。患儿的肺动脉压逐渐稳定，降至 50 mmHg 以下。循环及降肺动脉压治疗图如图 16.4 所示。

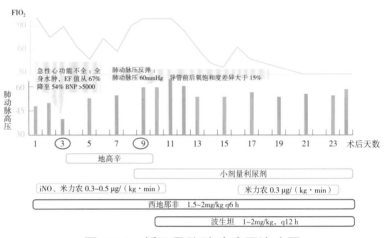

图 16.4　循环及降肺动脉压治疗图

> 改善二氧化碳潴留策略：体位引流及呼吸道护理；上调 VG；高频及常频交替使用。

● 术后 13 天患儿再度出现呼吸困难加重，$PaCO_2$ 最高达到了110 mmHg，胸片可见右肺中叶透光度下降，右肺过度扩张，肺部超声提示右前肺有实变区，考虑患儿可能出现呼吸机相关性肺炎（ventilator-associated pneumonia），监测感染指标提示 CRP 轻度升高，余指标无特殊，加用哌拉西林舒巴坦钠防治感染，但监测的深部痰培养、血培养无异常，感染指标并无进一步的异常，VAP排除，使用抗生素 4 天后停用。

● 考虑可能存在气道分泌物阻塞：护理团队加强了体位及呼吸道管理。

● 考虑先天性膈疝发育过程中存在气管软化、狭窄，可能导致高频振荡通气衰减过多，上调高频振幅至 70，VG 增大到 2.5 mL/kg。

● 胸片及肺部超声提示患儿右肺持续扩张至 11—12 肋，术后患儿高频模式下 MAP 维持在 15~17 cmH_2O，考虑可能是高 MAP 导致的正常肺泡持续过度扩张，引起通气血流比异常，更换为常频模式，利用 PIP 及 PEEP 产生的压力差对弹性减弱的肺泡进行回弹功能训练，氧合情况较前改善，但长时间的常频模式并不利于气道分泌物排出，单用任何一种呼吸支持模式均不能达到理想状态，因此采取了在实时床旁肺部超声及经皮 CO_2 监测下进行常频及高频模式交替使用的呼吸策略，CO_2 潴留时使用高频模式，肺过度扩张时使用常频模式，同时护理团队加强了体位及呼吸道管理，患儿的 CO_2 潴留及氧合情况逐渐改善（图 16.5）。

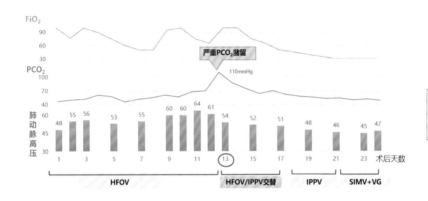

术后 36 天撤机，改为无创辅助通气。

图 16.5　呼吸机治疗图

● 患儿的左肺逐渐出现了一定程度的扩张，日龄 38 天实现撤机，序贯予以无创及加温湿化鼻导管吸氧治疗。

● 住院期间胸片如图 16.6 所示。

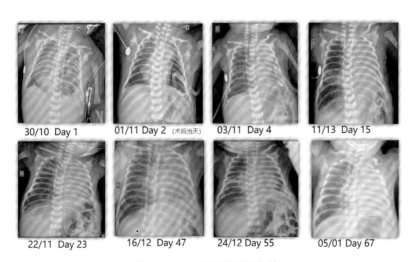

30/10 Day 1　01/11 Day 2 (术后当天)　03/11 Day 4　11/13 Day 15

22/11 Day 23　16/12 Day 47　24/12 Day 55　05/01 Day 67

住院期间胸片。

图 16.6　住院期间胸片

●肺部超声提示左肺从最开始的肝样变,完全无支气管充气征,逐渐出现了体积的增大及 B 线和少量支气管充气征（图 16.7）。

<table>
<tr><td>住院期间肺部超声。</td><td colspan="2">

日龄	
11d	左后肺内实性低回声,呈肝样变,边界清楚,锐利,体积收缩感,范围 2.7 cm×1.5 cm,可见支气管充液征,其内末见支气管充气征,探及树枝状分布的血流信号
17d	左肺内实性低回声,呈肝样变边界模糊,体积收缩感,范围 3.0 cm×1.6 cm,可见较多支气管充液征,其内未见支气管充气征,探及稍丰富的血流信号
21d	左侧胸腔内可见实性低回声,呈肝样变,体积收缩感,范用 4.3 cm×1.9 cm,可见支气管充液征及少许支气管充气征,探及稍丰富的血流信号
28d	左侧胸腔内可见实性低回声,呈肝样变,范围 4.5 cm×2.0 cm,内可见多个粗大点片状支气管充气征,CDFl:探及稍丰富的血流信号
49d	左后上肺内见实性低回声,呈肝样变,边界清楚,锐利,体积收缩感,范围 3.6 cm×2.5 cm×0.9 cm（约 6 个助间隙）,可见支气管充液征及少许支气管充气征,探及树枝状分布的血流信号

</td></tr>
</table>

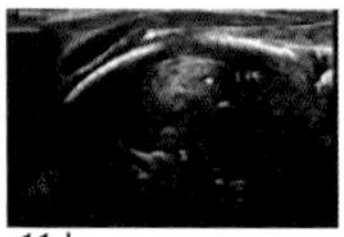

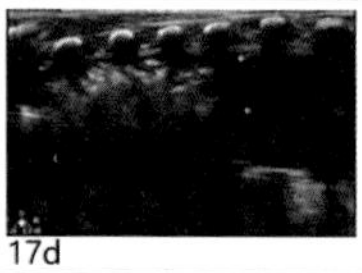

图 16.7　住院期间肺部超声

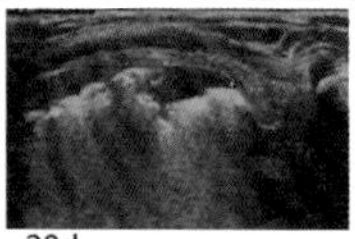

● 住院期间监测的心脏超声提示 PDA 逐渐转为左向右分流,右心逐渐扩大,但随着患儿呼吸情况的好转,出院后患儿的右心逐渐缩小,肺动脉压维持在 45 mmHg,PDA 逐渐缩小（表 16.2）。

住院期间心脏彩超。

表 16.2　住院期间心脏彩超

日龄(d)	PDA(mm)	PFO(mm)	pH(mmHg)	右房横径(mm)	右室横径(mm)	EF(%)	SV(mL)	FS(%)	其他
1	2.6 右向左	2.4	71	15	16	67	1.3	33	右心扩大,三尖瓣反流（重度）
4	4.7 双向分流	4.1	40	13	8	54	4	27	右心扩大,三尖瓣反流（中重度）
11	功能关闭	3.9	60	16	12	61	4.6	30	右心扩大,三尖瓣反流（中度）
16	4.2 双向分流	4.1	54	17	10	62	5.2	31	右心扩大
27	2.8 双向分流	4.7	59	21	11	70	5.7	37	右心扩大,三尖瓣反流（中度）
48	3.7 双向分流	4.1	56	21	9	74	12.3	41	右心扩大,三尖瓣反流（中度）
55	4.2 左向右	4.5	58	22	11	73	9.5	39	右心扩大,三尖瓣反流（中度）
67	2.8 左向右	4.6	45	23	14	77	14.3	43	右心扩大,三尖瓣反流（中度）

● 先天性膈疝神经系统发育落后的发生率高，营养保证和发育支持性护理等综合治疗不可或缺。团队采取了袋鼠式护理及家庭参与护理，因患儿心功能情况，在限液的情况下，尽可能保证热卡支持（图 16.8）。

其他综合治疗。

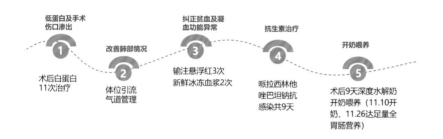

图 16.8　其他综合治疗

● 患儿于日龄 67 天时顺利出院，出院评估：

（1）呼吸系统：鼻旁吸氧（0.5 L/min，FiO$_2$ 25%）。

（2）神经系统：临床无异常神经系统表现。aEEG 及 GMs 正常。

（3）头颅 MRI：双侧额部脑外间隙稍宽，多发脑沟稍增宽。

（4）头颅彩超：双侧侧脑室体部稍增宽，左侧 0.41 cm，右侧 0.44 cm。

（5）听力：AABR 双耳通过。

（6）体格发育：矫正胎龄 45^{+3} 周，体重 4000 g（P10~P25），身长 54 cm（P50~P90），头围 40 cm（P90）。

● 出院带药：西地那非（3 mg/ 次，q 6 h），波生坦（6 mg/ 次，bid），螺内酯（3 mg/ 次，q 12 h），氢氯噻嗪（3 mg/ 次，q 12 h）。

● 出院主要诊断：①重度先天性膈疝术后；②左肺发育不良；③新生儿持续性肺动脉高压；④早产儿（35^{+6} 周）；⑤新生儿代谢性酸中毒；⑥新生儿呼吸衰竭Ⅱ型；⑦急性心功能不全；⑧术后乳糜胸；⑨动脉导管未闭；⑩新生儿低蛋白血症；⑪新生儿 ABO 溶血病；⑫新生儿贫血等。

● 出院随访：出院后患儿纳入了回访队列，随访至矫正 6 月龄，期间出现了呼吸道感染，生长发育迟缓。

出院评估。

出院主要诊断。

出院随访：
贝利婴幼儿发展量表：
PDI 78 分，MDI 82 分。
反复呼吸道感染。
存在生长发育迟缓。

【病例总结】

先天性膈疝是由于膈肌缺损导致腹腔脏器疝入胸腔，继而引起一系列病理生理变化的一种先天性疾病，发病率约为新生儿的 1/3000~1/2500。约 85% 的先天性膈疝发生在左侧，13% 发生在右侧，另 2% 为双侧[2]。左侧膈疝发生率高，考虑与膈肌发育过程中左侧是最后关闭的有关。尽管近年产前诊断膈疝及手术、监护水平有长足进步，但危重膈疝死亡率依然高达 40%~60%，致死的主要原因是肺发育不良和肺动脉高压。

一、胎儿镜下气管封堵术

膈疝的治疗经历了一系列的优化，20 世纪 70 年代，西方有医生采取开放性胎儿膈肌修补术治疗，该方法需将胎儿从宫内取出，在胎盘循环下进行膈肌修补治疗，但该方法导致胎儿死亡率明显升高，逐渐被废弃。目前对于重度膈疝主要治疗方案有两种，第一种为胎儿镜下气管封堵术，即 FETO 治疗，该手术需在宫内对胎儿进行气管插管，留置封堵器，难度极高，其原理为阻塞肺水流出，增加肺自重，从而改善肺泡、肺血管发育。通常在 27~30 周胎龄实施手术治疗。而封堵器的材质也在逐渐改善，目前有研究显示可吸收封堵器能减少 FETO 术后需二次宫内手术取出封堵器的风险性。重度膈疝治疗第二种方案为生后实施 ECMO 治疗为手术创造时机。近年韩国发表的个案报告[3]，一例 29 周的膈疝患儿，生后韩国团队予以类似 FETO 治疗原理的方法，以增大气道平均压的方式从而增加肺在胸腔内的占比，取得了成功，但该方法是否能广泛应用到临床仍需进一步研究，且该文献并未指出该患儿膈疝严重程度评估。肺支气管及肺泡发育围产中心团队综合评估患儿情况后建议行 FETO 治疗，在国外的多中心研究中指出对于重度及极重度膈疝，FETO 治疗可改善生存率，中重度膈疝中，FETO 组生存率较期待治疗组提升约 15%，极重度膈疝的生存率提升约 8%[4]。同时 FETO 术后可增加约 15%~30% 的肺容积，但该手术难度极大，能实施手术的人很少，术后胎膜早破及早产率有明显升高。重庆市妇幼保健院陈功立主任团队目前共成功实施了 6 例 FETO 治疗，拥有着较丰富的经验，但可惜的是本病例患儿家属拒绝了宫内治疗的提议。国外研究[5]指出在动物实验中，产前添加维生素 A，微小 RNA 治疗均能明显减少膈疝发生率，希望不久的将来可运用到临床造福人类。

二、先天性膈疝的产前诊断及分度

产前诊断方法一般采用无损伤性的超声检查，先天性膈疝在妊娠早期 12 周即可被检测到。当超声发现胎儿胸腔内有肿物表现为肝、肠或胃时即诊断为先天性膈疝，同时可发现心脏移位到对侧。胎儿核磁共振 MRI 检查软组织分辨率高，可以显示膈肌是否完整，确定肝脏位置及腹腔内其他脏器的位置。在妊娠晚期 25 周以后才做出先天性膈疝产前诊断的婴儿成活率明显高于 25 周以前即已能诊断的婴儿。产期诊断发现有肝脏或胃疝入胸腔的先天性膈疝患婴成活率低。

先天性膈疝的严重程度评估主要是通过肺头比、O/E 肺头比、O/E 总肺容积比来评估。①肺头比（LHR）：< 0.6 预后极差，0.6~1.35 存活率 61%，> 1.35 存活率高达 100%[6]。但肺头比的局限性是胎龄影响较大，可能导致判断偏差值增加，而 O/E 系列比值，为实际测值与同胎龄儿的平均期望值比较，减少了胎龄的影响，但需要注意的是，肝脏疝入为独立的高危因素，一旦有肝脏疝入，患儿则应评估为重度膈疝。② O/E LHR（实际测得 LHR 与期望LHR 比值）：≤ 25% 存活率 18%，25%~45% 存活率 66%，> 45% 存活率 89%。③ MRI 获得实际全肺容积与期望全肺容积比（O/E TFLV）：< 25% 存活率 13%，25%~35% 存活率 69%，> 35% 存活率 83%[7]。我院产前评估（表 16.3）及文献[8-15]综合评估方式（表 16.4）如下所示。

表 16.3　重庆市妇幼保健院产前评估

分度	O/E LHR 实测 / 预测 肺头比		O/E TFLV 实测 / 预测 总胎肺容积	PPLV 预测肺容积比
重度	< 25%		25%	< 15%
中度	26%~35% or 36%~45% (liver-up)	30 周	25%~35%	15%~30%
轻度	36%~45% (liver-down) of > 45%		> 35%	> 30%

表 16.4　产前综合评估

分级	LHR 肺头比	LHR 肺头比	O/E LHR 实测 / 预测 肺头比	TFLV 总胎 肺容积	O/E TFLV 实测 / 预测 总胎肺容积	PPLV 预测 肺容积比
重度	< 0.6	< 1.0	<25%	0~20mL	25%	< 15%
中度	0.6~1.35	1.0~1.4	26%~35%or 36%~45%（liver-up)	20~40mL	25%~35%	15%~30%
轻度	> 1.35	>1.4	36%~45%（liver down) or>45%	>40mL	> 35%	> 30%
建议 应用孕周	超声，孕 25 周前，最长径线法	超声，孕 22~28 周，描记法	超声，孕 32 周前	MRI，孕 32 周后	MRI，孕 28 周后	MRI，任何孕周

三、产时复苏要点

（1）推荐 CDH 在生后出现呼吸困难或缺氧症状时应立即气管插管，以减少由于延迟插管引起的酸中毒和贫血，进而导致肺动脉高压风险。

（2）由于面罩通气可能导致胃扩张，应避免面罩通气。

（3）通气压力应尽量保持低峰压（低于 25 cmH$_2$O），以避免损伤发育不良的肺及对侧肺。

（4）经鼻或经口放置胃管以持续或间断减压，可减轻消化道胀气对肺脏的压迫。实际情况是，先天性膈疝患儿若有呼吸困难，生后常规插管呼吸机辅助通气并留置胃管。

四、手术时机

手术时间建议在生后 48~72 h，待患儿病情稳定后进行，改善 CDH 患儿生存状况和减少潜在肺动脉高压形成。

病情稳定指标为：①平均动脉血压维持在相应胎龄的范围内；②在氧浓度 50% 以下时，导管前的血氧饱和度可维持在 85%~95%；③乳酸浓度 < 3 mmol/L；④尿量 > 1 mL/（kg·h），此时手术治愈率可达 79%~92%。如在生后 72 h 内呼吸、循环仍不稳定的患儿，手术风险相当大，且手术并不能有效改善病死率，需慎重考虑，且征得家长理解。

本病例患儿术前吸氧浓度 100% 情况下氧饱和度最高 89%，并未能完全达到手术要求，同时家长拒绝 ECMO，无疑是给治疗带来了更大的困难。MDT 团队在反复讨论后一致认为尽快手术解除腹腔脏器对心肺的压迫或许能赢得一线生机，术前反复商讨术中可能出现的风险性及应对策略，在反复术前讨论及征得家长理解后，在病情不稳定时行膈疝修补术，虽风险较高，但可能给重度膈疝患儿带去生的希望。

五、降肺动脉压治疗

pH 的管理亦是 CDH 管理的关键，影响 CDH 的预后，其表现包括低氧血症、导管前后 SPO$_2$ 差异以及顽固性低血压。由于心脏右向左分流主要通过卵圆孔而非动脉导管，因此新生儿 pH 也可表现为没有导管前后 SPO$_2$ 的差异。故推荐生后 24 h 完善心脏彩超评估肺动脉压力和右心功能，同时排除是否合并其他先天性心脏病。

降肺动脉压治疗共有 3 个主要途径：其中 iNO、西地那非通过作用于环磷酸鸟苷途径，波生坦作用于血管内皮素通路，曲前列尼尔、米力农作用于环磷酸腺苷途径。如果出现持续肺动脉高压，需要给予肺血管扩张药物，iNO 为首选。在氧合指数为 20 或更高时，氧饱和度差异为 10% 或更高的情况下，应该至少给予吸入 iNO 达 1 小时。iNO 治疗有效的评估标准为：PaO$_2$ 增加 10%~20%，或导管前后 SPO$_2$ 差降低 10%~20%，或平均血压升高 10%，或乳酸水平降低。如果对于吸入性 iNO 没有反应或反应不足，可以应用前列环素或前列腺素 E1[16]。当导管前饱和度低于 85%，并且有器官灌注不足表现，则需要提高血压来治疗肺动脉高压。可以适当使用血管活性药物，如多巴胺、多巴酚丁胺或肾上腺素，以维持血压至符合相应孕龄的血压。

Putnam[17] 在 2016 年发表的一篇关于 iNO 治疗先天性膈疝肺动脉高压的多中心回顾性分析中指出，iNO 治疗不能减少 ECMO 使用率及改善死亡率，部分中心 iNO 有效率仅有16.7%，这可能与膈疝患儿肺血管发育异常，导致肺血管内皮细胞减少，从而引起 iNO 治疗效果欠佳有关。有文献[18] 指出膈疝患儿血液中血管内皮素 1 含量明显升高，而波生坦主要是通过阻断血管内皮素 1 与受体结合从而降肺动脉压治疗，但该药在 NICU 用药经验仍十分有限，在成人降肺动脉压治疗中效果显著。在 MDT 团队反复讨论后加入波生坦降肺动脉压，此例患儿有一定效果，肺动脉压逐渐稳定，若无效，拟进一步联合前列环素类治疗。虽然目前欧美相关指南仍推荐 iNO、西地那非为膈疝患儿首选降肺动脉压药物，但临床治疗中对于重度膈疝患儿效果并不理想。在成人肺动脉高压治疗中目前推荐开始即添加内皮素拮抗剂或前列腺素衍生物进行二联及三联用药，可明显改善远期生存率，因此膈疝患儿是否可以一开始就进行二联用药，有待进一步地临床研究。

六、呼吸支持

机械通气治疗的目标是维持导管前氧饱和度在 80%~95% 之间，导管后动脉氧饱和度维持在 70% 以上[19]，$PaCO_2$ 可维持在 45~60 mmHg 之间（允许性高碳酸血症）。通气策略主要为小潮气量的"温和通气"和允许性高碳酸血症方案[20]。

目前文献[21] 显示在 CDH 机械通气初始，没有证据证明 HFO 比常规机械通气（CMV）更有优势，目前仍将 CMV 作为起始通气策略[19]。其初始参数为气道峰压 < 25 cmH_2O，呼吸末正压 3~5 cmH_2O，呼吸频率 40~60 次 / 分，根据患儿生命体征和血气分结果，尽量采用低参数设置，并通过调整呼吸频率使 PaO_2 维持在 45~60 mmHg 之间。如果气道峰压 > 28 cmH_2O 才能达到目标范围内的 PaO_2 水平，则应考虑其他通气方式（如 HFO）。HFO 应用的优势之一是在尽可能低的平均气道压下可提供足够的通气避免肺过度膨胀引起的相关肺气压伤，此外，可提供最佳肺容量，允许使用高 MAP 下，可有效改善通气 – 血流比。但目前暂无文献发现 HFO 能改善 CDH 的结局，且 HFO 在诱发脑室内出血的风险，多用于 CMV 需呼吸机参数下仍存在持续性低氧血症和高碳酸血症患儿的补救性治疗手段。

随着产前诊断的普及和影像学的发展，越来越多的 CDH 在产前得以诊断。同时随着国内经济快速发展及社会文明进步，国际胎儿学会宣言——"胎儿即患者（Fetus As A Patient）"的观念逐渐被人们所接受，国内孕妇及家庭对于重度 CDH 胎儿的救治需求也开始增多，有必要在 CDH 中应用产前、产时、产后多学科合作程序化管理，尽可能改善 CDH 患儿预后，为每一例膈疝患儿赢得生机。

[1] Gupta V S, Harting M T. Congenital diaphragmatic hernia-associated pulmonary hypertension[J]. Semin Perinatol, 2020, 44(1): 151167.

[2] Mehollin-Ray A R. Congenital diaphragmatic hernia[J]. Pediatr Radiol, 2020, 50(13): 1855-1871.

[3] Kimura S, Toyoshima K, Shimokaze T, et al. Using airway resistance measurement to determine when to switch ventilator modes in congenital diaphragmatic hernia: a case report[J]. BMC Pediatr, 2020, 20(1): 365.

[4] Van Calster B, Benachi A, Nicolaides K H, et al. The randomized Tracheal Occlusion To Accelerate Lung growth (TOTAL)-trials on fetal surgery for congenital diaphragmatic hernia: reanalysis using pooled data[J]. Am J Obstet Gynecol, 2022, 226(4): 560.e1-560.e24.

[5] Chatterjee D, Ing R J, Gien J. Update on congenital diaphragmatic herniacy[J]. Anesth Analg, 2020, 131(3): 808-821.

[6] Bebbington M，Victoria T，Danzer E，et al. Comparison of ultrasound and magnetic resonance imaging parameters in predicting survival in isolated left-sided congenital diaphragmatic hernia[J]. Ultrasound Obstet Gynecol, 2014, 43(6): 670-674.

[7]Victoria T，Bebbington M W，Danzer E，et al. Use of magnetic resonance imaging in prenatal prognosis of the fetus withisolated left congenital diaphragmatic hernia[J]. Prenataldiagnosis, 2012, 32(8): 715-723.

[8]Metkus A P, Filly R A, Stringer M D, et al. Sonographic predictors of survival in fetal diaphragmatic hernia[J]. J Pediatr Surg, 1996, 31(1):148-51; discussion 151-152.

[9]Deprest J A, Flemmer A W, Gratacos E, et al. Antenatal prediction of lung volume and in-utero treatment by fetal endoscopic tracheal occlusion in severe isolated congenital diaphragmatic hernia[J]. Semin Fetal Neonatal Med, 2009, 14(1): 8-13.

[10]Alfaraj M A, Shah P S, Bohn D, et al. Congenital diaphragmatic hernia: lung-to-head ratio and lung volume for prediction of outcome[J]. Am J Obstet Gynecol, 2011, 205(1): 43.e1-e8.

[11]Deprest J, Brady P, Nicolaides K, et al. Prenatal management of the fetus with isolated congenital diaphragmatic hernia in the era of the TOTAL trial[J]. Semin Fetal Neonatal Med, 2014, 19(6): 338-348.

[12] 吴强，何秋明，吕俊健，等 . 先天性膈疝胎儿晚期总胎肺容积与新生儿结局的相关性研究 [J]. 中华新生儿科杂志 , 2020, 35(4): 241-245.

[13] Victoria T, Danzer E, Adzick N S. Use of ultrasound and MRI for evaluation of lung volumes in fetuses with isolated left congenital diaphragmatic hernia[J]. Semin Pediatr Surg, 2013, 22(1): 30-36.

[14] Shieh H F, Barnewolt C E,Wilson J M, et al. Percent predicted lung volume changes on fetal magnetic resonance imaging throughout gestation in congenital diaphragmatic hernia[J]. J Pediatr Surg, 2017, 52(6): 933-937.

[15] 吕俊健，何秋明，钟微，等 . 胎儿期 MRI 测量预测肺容积比对左侧先天性膈疝患儿预后 的诊断价值 [J]. 中华围产医学杂志 , 2018, 21(11): 745-749.

[16] 钟微 . 新生儿先天性膈疝的围术期管理 [J]. 广东医学 , 2021, 42(1): 23-27.

[17] Putnam L R, Tsao K, Morini F, et al. Evaluation of variability in inhaled nitric oxide use and pulmonary hypertension in patients with congenital diaphragmatic hernia[J]. JAMA Pediatr, 2016, 170(12): 1188-1194.

[18] 李令雪, 魏兵, 杨明, 等. 波生坦治疗新生儿持续性肺动脉高压有效性及安全性的 Meta 分析 [J]. 中国当代儿科杂志, 2022, 24(3): 319-325.

[19] Snoek K G, Reiss I K, Greenough A, et al. Standardized postnatal management of infants with congenital diaphragmatic hernia in Europe: The CDH EURO consortium consensus - 2015 update[J]. Neonatology, 2016, 110(1): 66-74.

[20] Williams E, Greenough A. Respiratory support of infants with congenital diaphragmatic hernia[J]. Frontiers in pediatrics, 2021, 9: 808317.

[21] Morini F, Capolupo I, van Weteringen W, et al. Ventilation modalities in infants with congenital diaphragmatic hernia[J]. Semin Pediatr Surg, 2017, 26(3): 159-165.